KNAUR
MENSSANA

LEANNE ELY

SIMPLY PALEO

Steinzeitkost – schnell, einfach, gesund

Aus dem Englischen von Jochen Lehner

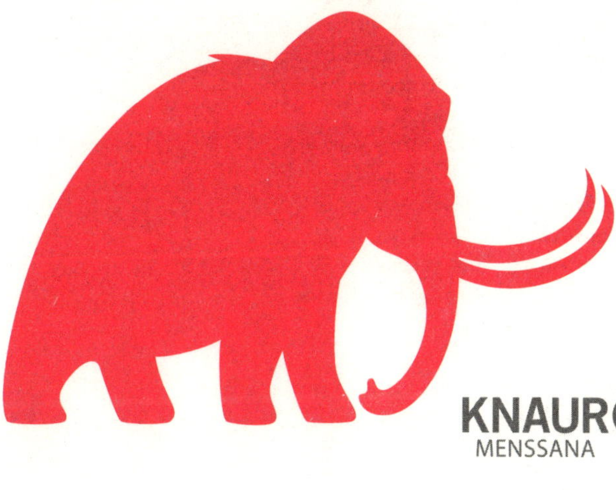

KNAUR
MENSSANA

Die amerikanische Originalausgabe erschien 2014 unter dem Titel
»Part-Time Paleo. How to go Paleo without going crazy«
bei Plume, a member of Penguin Group (USA) LLC.

Besuchen Sie uns im Internet:
www.mens-sana.de

FSC
www.fsc.org
MIX
Papier aus verantwortungsvollen Quellen
FSC® C014496

Redaktion: Birgit Bramlage
Umschlaggestaltung: ZERO Werbeagentur, München
Umschlagabbildung: FinePic®, München
Mammut: Shutterstock/Cattallina
Felsoberfläche: Shutterstock/Kues
Satz: Adobe InDesign im Verlag
Druck und Bindung: GGP Media GmbH, Pößneck
Printed in Germany
ISBN 978-3-426-65760-7

2 4 5 3 1

Dieses Buch widme ich meiner Mutter.
Ich bin stolz, ihre Tochter zu sein.

Inhalt

Einleitung
Was ist Paleo?

Was soll Paleo, also Steinzeitkost, eigentlich sein? Isst man da nichts anderes als am offenen Feuer gegrillte Mammutsteaks?

Ich selbst ernähre mich zumindest teilweise nach Paleo-Prinzipien, bekomme also Fragen dieser Art öfter zu hören. Damit das gleich geklärt ist: Mammuts spielen meines Wissens keine Rolle in der Paleo-Ernährung. Sollten Sie jedoch von einer vertrauenswürdigen Quelle von freilaufenden Mammuts aus regionaler Erzeugung erfahren, geben Sie mir Bescheid. Es gibt nichts, was ich nicht mindestens einmal probiere.

Zunächst einmal sollten Sie wissen, dass der Begriff Paleo einfach ein Kürzel ist, das in seiner englischen Schreibweise einerseits auf die Altsteinzeit (Paläolithikum) und andererseits auf eine Ernährungsform verweist, von der wir aufgrund des derzeitigen Forschungsstands annehmen, dass sie der Ernährung des Menschen in der Steinzeit zumindest annähernd entspricht. Unsere Vorfahren ernährten sich von dem, was sie jagen, fischen oder sammeln konnten. So ist auch die heutige Steinzeitkost angelegt: Sie besteht aus Fleisch, Fisch, Eiern, viel Gemüse sowie Beeren und Nüssen.

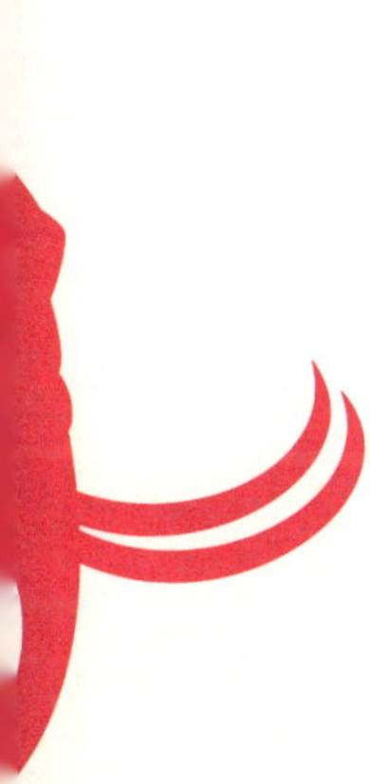

Mein persönlicher Weg zur Paleo-Ernährung

Vor zehn Jahren wurde bei mir eine Hashimoto-Thyreoiditis diagnostiziert, eine Autoimmunerkrankung, die Schilddrüsengewebe zerstört und dazu führt, dass man depressiv wird, ständig erschöpft ist und sich generell elend fühlt. Und als wären diese Erscheinungen nicht schon unangenehm genug, lässt die Autoimmunerkrankung einen auch noch zunehmen. Hinzu kam eine Hauterkrankung namens Rosazea, die die Gesamtbilanz meines Unbehagens noch deutlich verschlechterte und mich zu einem unleidlichen, übergewichtigen, depressiven Menschen mit rotfleckigem, pickeligem Gesicht machte. Reizend, nicht wahr?

Der Zustand wollte sich einfach nicht bessern, ich fühlte mich wie in einem Strudel, der mich immer weiter nach unten zog. Der Alltag war nur noch ein Kampf, und ich konnte meine trübsinnige innere Verfassung einfach nicht mehr abschütteln.

Ich stellte Nachforschungen über Autoimmunkrankheiten an und stieß dabei immer wieder auf die Steinzeitkost, wie sie Entzündungen abklingen lässt und die Leute von allen möglichen Autoimmunproblemen befreit. Zudem nehmen sie auch noch ab und fühlen sich blendend!

Als ich zum ersten Mal über die Grundzüge dieser Ernährungsform las, war meine Reaktion mehr als skeptisch. Ich dachte immer wieder: »Jetzt komm! Ich will nicht auf Brot, Bohnen und Kartoffeln verzichten. Diese kohlenhydratarme Ernährung habe ich doch schon ausprobiert, inwiefern soll das hier denn anders sein?«

Aber nachdem ich dann eine ganze Menge Erfolgsgeschichten gelesen hatte, drängte sich mir doch der Gedanke auf, dass eine Ernährungsumstellung womöglich helfen würde – schließlich half sie ja offenbar anderen Menschen. Also dachte ich um und redete mir gut zu: »Weißt du was, Leanne, vielleicht denkst du besser an das, was du zu gewinnen hast, statt an den Verzicht.«

Ich stürzte mich in die Paleo-Ernährung. Das war erst einmal schwierig. Das Brot fehlte mir, der Reis, die gelegentliche Ofenkartoffel. Aber was soll ich sagen, ganz allmählich wurde es besser. Ich fühlte mich insgesamt wohler und schließlich so gut, dass ich mich wieder sportlich betätigen wollte, wodurch es mir natürlich noch besser ging. Dann nahm ich noch grüne Säfte zu mir*, und ich fing an, mich wie ein völlig neuer Mensch zu fühlen.

Der Entzündungszustand meines Körpers klang nach und nach ab, und meine Symptome verschwanden eines nach dem anderen. Die Haut wurde besser, ich nahm ab, und mein Blutbild gab keinerlei Anlass zu ernsthafter Besorgnis. Und ein schlechtes

* Damit ist ein relativ neuer Trend gemeint, bei dem es um selbst hergestellte Säfte geht, die überwiegend aus grünem Gemüse bestehen und die zu einem Hauptbestandteil der täglichen Ernährung werden. Auch im deutschsprachigen Raum haben sich die Ausdrücke »Green Juice« und »Green Smoothie« durchgesetzt.

Blutbild spricht Bände, das können Sie mir glauben.
Es ist acht Jahre her, dass ich zum letzten Mal ein Buch geschrieben habe. Davor hatte ich eigentlich ständig neue Buchideen, und mein Verlag war wirklich zufrieden mit mir. Es gab einfach lange Zeit nichts, was so anregend war wie die Paleo-Ernährung. Mein eigener Weg begeistert mich derart, dass ich einfach darüber sprechen muss. Denn Paleo ist eine Lebensform, die tatsächlich funktioniert.
Wenn Sie sich bereits eingehend oder auch nur oberflächlich mit der Steinzeitkost beschäftigt haben, sind Sie ganz sicher schon auf die beinharten Paleo-Freaks gestoßen (mehr über sie im zweiten Kapitel). Wenn Sie die dort vertretene Paleo-Ernährungslehre zu streng finden, kann ich Sie beruhigen. Ich spreche in diesem Buch von Simply Paleo, und das hat seinen Grund. Mir war nämlich von Anfang an klar, dass es darum gehen würde, das Beste an der Steinzeitkost so aufzubereiten, dass Sie es zu einem wohltuenden und wirksamen, aber nicht anstrengenden Bestandteil Ihres Lebens machen können. Seien wir ehrlich: Man tut, was man kann, aber das muss dann auch genügen. Ein Hinweis an dieser Stelle: Ich verwende sowohl die Begriffe Steinzeitkost, Paleo und Simply Paleo – Letzteres bezieht sich auf meine Lebens- und Ernährungsweise und spiegelt sich in den Rezepten wider.
Da Sie jetzt schon mal wissen, dass Ihnen kein strenger Höhlenmenschen-Kodex ins Haus steht, mit dem Ihr Leben steht oder fällt, können wir uns jetzt ein wenig mit der wissenschaftlichen Seite von Paleo beschäftigen.

Was wird denn nun tatsächlich gegessen?

Sind Sie bereit für die Paleo-Ernährung und ihre Auswirkungen? Dann sehen wir uns jetzt erst einmal die Grundlagen an.

Die Ernährung beruht in erster Linie auf all dem, was unsere Vorfahren wohl verspeist haben: Fleisch, Fisch, Eier, Gemüse, etwas Obst, Nüsse, Kerne. Paleoistas, wie ich die Anhänger dieser Ernährungsform der Einfachheit halber nenne, kommen ohne Milchprodukte, Getreide und die meisten Hülsenfrüchte aus. Essen Sie also ein Steak, aber lassen Sie das Brötchen weg. Es wird Sie vielleicht überraschen, dass Paleoistas manches ablehnen, was Sie für gesund halten – Erdnüsse, Kichererbsen und Vollkorn zum Beispiel –, während sie Rindfleisch, Butter und Rotwein völlig in Ordnung finden. Ich werde Sie noch im Einzelnen darüber informieren, was Sie im Rahmen der Paleo-Ernährung alles essen dürfen.

Wenn Sie zu den Gerichten und Rezepten in diesem Buch kommen, werden Sie auch sehen, dass wir Paleoistas raffinierte Kochmethoden haben und unsere Speisen mit Kräutern und Gewürzen anreichern. Wir gehen gern großzügig mit Oliven- und Kokosöl um, wo es angebracht ist, auch mit Balsamico-Essig und anderen Würzzutaten, wie zum Beispiel Paleo-Senf und Salsa. Steinzeitkost ist von Natur aus glutenfrei und von geringer Auswirkung auf den Blutzuckerspiegel. Eier haben ihren festen Platz in dieser Ernährungsform, ähnlich wie Schinken, sofern er frei von Pökelsalzen ist. Höre ich Sie da erleichtert aufseufzen?

Und bevor Sie jetzt in Stress geraten, was nun erlaubt ist und was nicht, atmen Sie lieber tief durch. Ich werde Ihnen bei der Umstellung auf die Paleo-Ernährung nach bestem Wissen helfen, schließlich habe ich mental einmal genau da gestanden, wo Sie jetzt stehen.

Milchprodukte größtenteils weglassen.
Wenn Sie Milchprodukte zu sich nehmen, dann nur in ganz kleinen Mengen. Stellen Sie sicher, dass es sich um wirklich guten Käse handelt, der zum Abbau des Milchzuckers (Laktose) mindestens 120 Tage reifen konnte.

Kein Gluten.
Gluten ist einfach nur schlecht und ruiniert einem im Handumdrehen die Gesundheit. Wenn es unbedingt mal ein Pasta-Gericht sein muss, nehmen Sie wenigstens Quinoa-Nudeln – aber bitte wenig davon, denn auch Quinoa ist ungemein kohlenhydratreich. Ein Überschuss an Kohlenhydraten belastet den Körper mit zu viel Zucker (zu dem alle Kohlenhydrate im Körper umgebaut werden).

Keine Hülsenfrüchte.
Hülsenfrüchte sind in der Steinzeitkost nicht vorgesehen, da sie einen hohen Gehalt an Lektinen aufweisen (über Lektine werden Sie im ersten Kapitel noch mehr erfahren). Aber wenn Sie unbedingt Erbsensuppe essen müssen, dann verwenden Sie einfach gekeimte Erbsen. Sie müssen die kleinen Erbsen einfach ein paar Tage keimen lassen, schon kann es leckere Erbsensuppe geben. Wenn Sie Körner und Hülsenfrüchte keimen lassen, werden die Lektine abgebaut, und das Endprodukt ist für die Paleo-Ernährung geeignet.

Vorsicht bei Kartoffeln.
Kartoffeln lassen Sie generell besser weg, weil sie sehr viele Kohlenhydrate haben. Wenn es nicht ohne geht, nehmen Sie violette Kartoffeln in kleinen Portionen zu sich. Diese sind allerdings nicht im herkömmlichen Supermarkt zu bekommen, sondern in Fachgeschäften und im Internet bestellbar.

Gemüse.
Mit Gemüse essen Sie sich satt, da Sie es ja nicht mehr mit Brot und anderen Getreideprodukten tun werden. Seien Sie bei stärkereichem Gemüse etwas vorsichtig, halten Sie sich lieber an Sorten wie Brokkoli, Blumenkohl und natürlich die dunkelgrünen Blattgemüse, die allesamt nur geringe Auswirkungen auf den Blutzuckerspiegel haben.

Simply Paleo – was alles dazugehört

Simply Paleo umfasst mehr als die Ernährung. Es ist eine Lebensweise, die sich an folgenden Prinzipien orientiert:

- Wir müssen unseren Körper mit Nährstoffen versorgen, und die beste Nährstoffquelle sind Pflanzen, vor allem wenn sie aus regionaler Bioerzeugung stammen und nicht außerhalb ihrer Saison angeboten werden.
- Eier von freilaufenden Hühnern sind besonders reich an Eiweiß, Aminosäuren und Mineralstoffen.
- Fleisch von Weidetieren ist eine erstklassige Eiweißquelle. Vermeiden Sie es, industriell produziertes und verarbeitetes Fleisch zu essen.
- Alles, was dem Stressabbau dient, unterstützt Ihre Gesundheit ganz entscheidend und sollte einen Platz in Ihrem Alltag haben: Massage, Yoga und was Ihnen noch so gefällt.
- Bewegung ist ganz wichtig, aber Ihre sportlichen Aktivitäten sollten Ihnen auch Spaß machen.
- Ruhe und Erholung unterstützen die Gesundheit, werden aber oft zu wenig beachtet. Unser Körper braucht ausreichend Schlaf, schon um unseren Hormonhaushalt funktionstüchtig zu halten.
- Obst ist nicht ganz so gesund wie Gemüse. Der Zuckergehalt ist deutlich höher, weshalb wir beim Verzehr von Obst ein wenig Zurückhaltung üben sollten.
- Nüsse, Beeren und Kerne enthalten viele Vitalstoffe und sollten täglich gegessen werden, wenn auch nicht in großen Mengen.
- Raffinierter Zucker, Getreide, Hülsenfrüchte, alle glutenhaltigen Lebensmittel sowie alle abgepackten, industriell verarbeiteten Nahrungsmittel sind »Antinährstoffe« und sollten gemieden werden.
- Gesunde Fette wie Olivenöl, Kokosöl, Butter von Weidetieren und Avocado tun dem Körper gut.
- Alle anderen isolierten pflanzlichen Öle und Fette sind gefährliche Kunstprodukte und nicht zum menschlichen Verzehr geeignet.
- Griechischer Joghurt, Kefir und mehr als 120 Tage gereifter Käse sind akzeptable Milchprodukte.
- Rotwein besitzt probiotische Eigenschaften, ein beeindruckendes Nährstoffprofil und kann in Maßen getrunken werden.
- Probiotika und vergorene Gemüse sind gut für die Verdauung.
- Knochenbrühe ist sehr gesundheitsfördernd für den Darm und sollte eines Ihrer Grundnahrungsmittel werden.
- Achten Sie auf Ihre Verdauung.
- Kalorienzählen ist überflüssig.

»Paleo« und »Primal« – Gemeinsamkeiten und Unterschiede

Wenn Sie sich für das Thema Steinzeitkost interessieren, werden Ihnen die beiden Begriffe »Paleo« und »Primal« bereits geläufig sein. Vielleicht haben Sie den Eindruck gewonnen, dass sie weitgehend austauschbar sind. Es gibt jedoch ein paar charakteristische Unterschiede, die ich Ihnen kurz aufzeigen möchte.

Beide Ansätze basieren auf der Evolutionsforschung, deren Ergebnisse klar erkennen lassen, dass unsere heutige westliche Ernährungsform kaum noch etwas mit der Ernährung unserer Vorfahren vor Millionen von Jahren gemein hat. Und beide Richtungen behaupten, dass es uns gesundheitlich besser ginge, wenn wir uns ernähren würden wie in der Steinzeit.

Die wichtigsten Übereinstimmungen zwischen der Paleo- und der Primal-Lebensweise sind:

- Vor allem Gemüse essen.
- Viel Eiweiß zu sich nehmen.
- Getreideprodukte wegen des enthaltenen Glutens möglichst meiden.
- Den Verzehr von Mais einstellen – das gilt übrigens auch für den fruchtzuckerhaltigen Maissirup.
- Generell Zucker meiden, insbesondere in raffinierter Form.
- Keine industriell verarbeiteten Nahrungsmittel.
- Gelegentlich ein Bier oder ein Glas Wein genießen.
- Für regelmäßige Bewegung sorgen.

Neben den vielen Übereinstimmungen gibt es ein paar Unterschiede:

- Paleoistas meiden grundsätzlich Milchprodukte – sie lassen allenfalls Butter aus Weideviehhaltung zu. In der Primal-Ernährung kann man sich ab und zu vergorene Milchprodukte gönnen.
- Manche Paleo-Anhänger meiden gesättigte Fette und ziehen Grenzen bei fettem Fleisch, Eiern (sechs pro Tag) und Butter. Ich hingegen gönne mir viel Butter, Rindfleisch von freilaufenden Tieren und Kokosöl. In der Primal-Ernährung hat man keinerlei Angst vor gesättigten Fetten, und Eier sind unbeschränkt erlaubt.
- Fermentierte Sojaprodukte und Bioedamer sind in der Primal-Ernährung erlaubt, während sie von Paleo-Anhängern ganz gemieden werden.

Paleoistas verzichten auf den Verzehr von Hülsenfrüchten, während die Primal-Anhänger gelegentlich davon essen.
Paleo hat sich im Laufe der Jahre ganz erheblich entwickelt und manches von der Primal-Ernährung übernommen. Mittlerweile finden viele Anhänger vergorene Milchprodukte und griechischen Joghurt unbedenklich. Viele meiner Gesinnungsgenossen schränken sich jetzt auch bei Eiern nicht mehr ein und lassen sich sogar den Schinken nicht länger ausreden. Ich denke, Sie verstehen, was ich meine.
Soweit ich es beurteilen kann, hat jeder, der sich so ernähren möchte, seine ganz eigene Abwandlung der Steinzeitkost gefunden, und ich finde das völlig in Ordnung. Allen zusammen ist wichtig, dass es sich um echte Lebensmittel handeln muss und Pseudonahrung nicht in Frage kommt.
Ich persönlich gehöre keinem der beiden Lager hundertprozentig an, sondern habe mir meine eigene Ernährungsform entwickelt – Simply Paleo.

Linsen.
Diese kleinen Hülsenfrüchte wirken auf den ersten Blick doch ganz gesund, oder? Tatsächlich enthalten Linsen aber Lektine, die ganz schlecht für unser Verdauungssystem sind. Aber wenn Sie die Linsen erst einmal keimen lassen, werden die Lektine entschärft und können ohne Bedenken gegessen werden. Linsen keimen wie jede andere Keimsaat – mehr zum Keimen erfahren Sie übrigens im fünften Kapitel.

Erdnüsse.
Erdnüsse sind botanisch gesehen keine Nüsse, sondern Hülsenfrüchte und enthalten Phytinsäure, die unlösliche Verbindungen mit bestimmten Mineralstoffen eingeht. Diese Mineralstoffe, die wir mit der Nahrung aufnehmen, stehen dem Körper dann nicht mehr zur Verfügung. Darüber hinaus begünstigt Phytinsäure eine Gesundheitsstörung, die unter der Bezeichnung »Leaky Gut Syndrom« bekannt geworden ist. Gemeint ist eine zu hohe Durchlässigkeit der Darmwand (Hyperpermeabilität) für Stoffe, die eigentlich nicht in den Blutstrom gelangen dürfen. In der Folge kann es zu zahllosen Komplikationen kommen, beispielsweise zu Autoimmunerkrankungen.

Reis.
Strenge Paleoistas meiden Reis, da er zu den Getreiden gehört und nicht viel an Nährstoffen zu bieten hat. Außerdem gilt für Reis das, was wir über Erdnüsse gesagt haben: Seine Phytate (das sind Verbindungen der Phytinsäure) binden bestimmte Mineralstoffe so stark, dass sie dem Körper praktisch entzogen werden.

Mais.
Mais hat einen hohen glykämischen Indexwert und wirkt stark blutzuckersteigernd. Außerdem ist Mais kein Gemüse, sondern ein Getreide! Im fünften Kapitel werden Sie noch mehr darüber erfahren, weshalb man Mais besser weglässt, unter anderem weil es in manchen Gegenden der Welt praktisch nur noch genmanipulierten Mais gibt.

Zehn gebräuchliche Nahrungsmittel, die nicht für Paleo geeignet sind

Sie werden in diesem Buch auch von Nahrungsmitteln lesen, die Ihnen vermutlich völlig harmlos vorkommen, die aber von Paleoistas gemieden werden wie Junkfood.
Wenn man anfängt mit der Steinzeitkost, ist manchmal nicht leicht zu verstehen, weshalb Lebensmittel, die man für gesund gehalten hat, unverträglich sind, während andere, die wir weglassen sollen, in Wirklichkeit gesund sind.
Paleo-Ernährung beruht auf dem Prinzip, dass wir uns heute wieder von den Nahrungsmitteln ernähren, die unseren altsteinzeitlichen Vorfahren zur Verfügung standen. Der Grund hierfür ist, dass für unsere genetische Ausstattung und für unsere Physiologie nicht genug Zeit vergangen ist, um sich auf die neuen Nahrungsmittel einzustellen, die es erst seit dem Beginn der Landwirtschaft gibt, wie zum Beispiel Weizen.Vollkorngetreide sind nicht die einzigen »natürlichen« Nahrungsmittel, die Sie in der Paleo-Ernährung weglassen. Ähnliches gilt für die folgenden zehn Nahrungsmittel:

Kichererbsen.
Sie gehören ebenfalls zur Familie der Hülsenfrüchte und haben deshalb keinen Platz in der Steinzeitkost.

Weiße Kartoffeln.
Kartoffeln mit weißem Fleisch bestehen fast ausschließlich aus Stärke und sind im Hinblick auf den Nährwert anderen Beilagen weit unterlegen. Zudem gehören sie zur Familie der Nachtschattengewächse und enthalten Solanin, ein sogenanntes Glykoalkaloid, das bei empfindlichen Menschen die beschriebene Durchlässigkeit der Darmwand begünstigen kann.

Soja.
Gesundheitsapostel verzehren seit Jahrzehnten Sojaprodukte. Heute wissen wir, dass Sojabohnen voller Lektine und Phytate sind. Ganz davon abgesehen, dass es sich, zumindest in den USA, vielfach um gentechnisch veränderte Sojasorten handelt.

Erbsen.
Grüne Erbsen sind Hülsenfrüchte und werden deshalb von strengen Paleoistas gemieden. Sie sind jedoch nicht übermäßig schädlich, sofern man nicht aufgrund eines bereits vorhandenen Leaky Gut Syndroms besonders empfindlich ist. Erbsen haben eine deutliche Auswirkung auf den Blutzuckerspiegel; falls Sie dennoch Erbsen essen möchten, seien Sie bei der Menge sehr zu-

rückhaltend. Die einzige Ausnahme ist Erbsenprotein, das Sie als Pulver kaufen können. Hier sind die Phytate so gut wie ganz entfernt, und dieses Eiweiß ist sehr leicht verdaulich.

- **Hafer.**
Die Höhlenmenschen haben keine Haferflocken gegessen, und in der Steinzeitkost hat Hafer auch keinen Platz. Es enthält Phytinsäure und ist deshalb sehr bedenklich, vor allem wenn Sie aufgrund von zu hoher Durchlässigkeit der Darmwand bereits an Nahrungsmittelunverträglichkeiten leiden.

- **Bohnen.**
Auch Bohnen sind bekanntlich Hülsenfrüchte und deshalb reich an Lektinen. Sie sind für die Paleo-Ernährung nicht geeignet.

Zum Umgang mit diesem Buch

Simply Paleo. Steinzeitkost – schnell, einfach, gesund bietet unter anderem zwölf Wochen-Speisepläne (einschließlich Einkaufslisten) für den Einstieg. Sie werden auch erfahren, was Sie an Ausrüstung für die Küche benötigen und welche Zutaten Sie in Vorratsschrank, Speisekammer und Kühlschrank bereithalten müssen. Für die Tage, an denen Sie versucht sein könnten, Fastfood zu essen, finden Sie am Ende des Buches zwanzig Tiefkühlgerichte. Darüber hinaus habe ich Rezepte für Schongarer oder Slowcooker und ein ganzes Kapitel über Suppen zusammengestellt. Darunter ist auch meine sagenhafte Mitochondrien-Kraftsuppe, die Ihnen die täglich benötigten Gemüse auf köstliche Art und Weise zuführt. Ein Kapitel wird Ihnen erläutern, welche Aspekte der Paleo-Lebensweise ich für nicht zwingend notwendig halte, und ein anderes gibt Ihnen Hinweise zur sanften Einführung Ihrer Kinder in die Paleo-Ernährung.

Bevor wir zur Sache kommen

Bevor Sie sich nun den Rezepten zuwenden, muss ich noch einmal hervorheben, wie wichtig es ist, vollwertige biologische Nahrungsmittel einzukaufen. Greifen Sie, wo immer es geht, zu regionalen und saisonalen Produkten, und kaufen Sie Ihr Fleisch nicht im Supermarkt, sondern beim Metzger Ihres Vertrauens sowie den Fisch aus Wildfang. Wenn Sie das beachten, können Sie sicher sein, dass Sie hohe Qualität bekommen und Ihren Körper optimal mit Makro- und Mikronährstoffen versorgen. Viele, die mit der Paleo-Ernährung liebäugeln, haben Bedenken wegen der zu erwartenden hohen Kosten. Aber ist es nicht auf Dauer kostengünstiger, etwas mehr Geld auszugeben für gesundes Essen als für Nahrungsmittel, die zwar billiger, aber nicht gesund sind? Haben Sie schon einmal ein wenig Buch geführt, wie viel Geld Sie für abgepackte Kleinigkeiten und Knusperfrühstück im Karton ausgeben? Und wie viel Geld in Restaurantessen, Fastfood und Essen zum Mitnehmen fließt? Wenn wir unsere Mahlzeiten vorausplanen, sparen wir Geld, weil nichts übrig bleibt, was dann im Kühlschrank vor sich hin gammelt, bis wir es schließlich doch wegwerfen. Außerdem kaufen wir gar nicht erst Lebensmittel, die wir nicht brauchen. Diese gesparte Summe können wir dann zum Kauf qualitativ hochwertiger Lebensmittel verwenden.

Gute Planung ist wirklich schon die halbe Miete. Fangen wir also an!

1
Weshalb Paleo gut für die Verdauung ist

Was wissen Sie über Ihr Verdauungssystem? Wie deutlich ist Ihnen bewusst, was zwischen der Nahrungsaufnahme und der Ausscheidung passiert? Unterwegs geschieht nämlich eine ganze Menge.

Der gesamte Verdauungstrakt ist bei Erwachsenen gut acht Meter lang, und es handelt sich im Wesentlichen um eine Röhre mit Ausbuchtungen und verschiedenen Anhängseln, die vom Mund bis zum After verläuft. Für viele ist der Verdauungskanal mehr oder weniger eine Beförderungsstrecke für das, was wir zu uns nehmen, aber diese Röhre besitzt eine ganze Reihe interessanter Funktionen.

Der Verdauungstrakt ist nicht bloß der Weg, auf dem die Nahrung in unseren Bauch gelangt, er schützt uns auch vor Giftstoffen, Chemikalien und pathogenen Keimen, die Krankheiten auslösen können. Diese lange, unappetitliche Röhre steht für 70 Prozent unseres Immunsystems!

Bei einer gestörten Verdauung ist demnach auch Ihr Immunsystem beeinträchtigt. Andersherum: Wer ein gesundes Immunsystem möchte, braucht einen gesunden Darm. Das eine ist ohne das andere nicht denkbar.

Die Paleo-Ernährung versorgt Sie mit allem, was Ihr Körper für optimale Verdauung benötigt, und hält alles fern, was ihm nur schaden würde. So einfach, so einleuchtend.

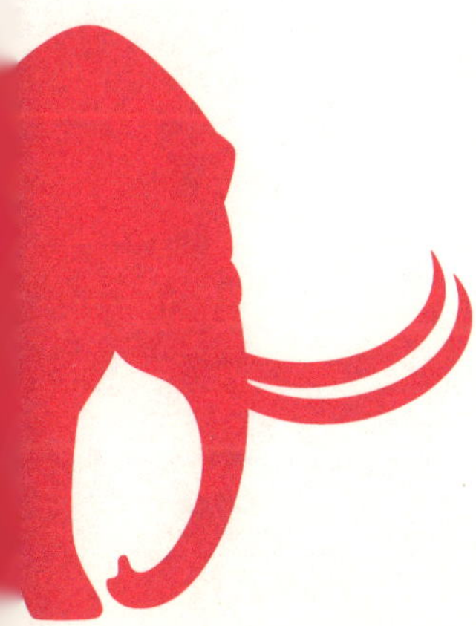

FÜNF TIPPS FÜR EINE BESSERE VERDAUUNG

Gut kauen. Es ist äußerst wichtig für die weitere Verdauung, dass Sie Ihre Nahrung gründlich kauen.

Beim Essen nicht trinken. Trinken Sie zum Essen möglichst wenig, da sonst die Verdauungssäfte zu stark verdünnt werden. Wenn Sie zum Essen etwas zu trinken brauchen, sollte ein wenig Wasser oder Wein genügen. Der Großteil Ihrer Flüssigkeitsaufnahme sollte sich zwischen den Mahlzeiten abspielen, bis zu einer Viertelstunde davor und ab etwa einer Stunde nach einer Mahlzeit.

Hören Sie auf zu essen, wenn Sie annähernd satt sind. Essen Sie nicht, bis Sie vollkommen satt sind, sondern hören Sie etwas vorher auf. Wenn Ihre Nahrung gut verdaut werden soll, muss genügend Platz bleiben, damit die Verdauungssäfte ihr Werk tun können. Einen kalten Holzofen stopft man ja auch nicht mit Holz voll, um ein Feuer in Gang zu bringen. Es muss Platz bleiben, damit die Luft strömen kann.

Knochenbrühe. Nehmen Sie zu jeder Mahlzeit ein paar Löffel Knochenbrühe zu sich, einfach so oder in Form einer Suppe. Das ist ein sehr heilsames Nahrungsmittel und versorgt Sie mit einer Menge wichtiger Nährstoffe. Außerdem sättigen Suppen und sorgen auf genussvolle Weise dafür, dass Sie auf Ihr Gemüsequantum kommen. Anleitungen zur Herstellung von Knochenbrühe bekommen Sie im sechsten Kapitel.

Essen Sie Vergorenes. Vergorenes wie Kimchi (das milchsauer vergorene gemischte Gemüse der koreanischen Küche) und Sauerkraut sollten Sie häufig essen, da dem Darm damit gesunde Bakterien zugeführt werden, die die Verdauung unterstützen. Vergorenes Gemüse können Sie leicht selbst herstellen.

Kauen, kauen, kauen

Je länger Speise und Speichel zusammen sind, desto besser. Erstens rutscht die Nahrung dann leichter durch die Speiseröhre, und zweitens haben die im Speichel enthaltenen Enzyme Zeit, bereits mit der Aufschließung der Nahrung zu beginnen. Die erste Phase der Fettverdauung findet bereits im Mund statt.

Der Speichel bringt also die Zersetzung der Nahrung in Gang, und das geht anschließend weiter, bis alles in winzige Bestandteile zerlegt ist, die von den Zellen direkt zur Energiegewinnung, für Reparaturen und für die laufenden Wartungsarbeiten verwendet werden.

Beim langsamen, bedächtigen Kauen kosten Sie nicht nur jeden Bissen aus, was Ihren Genuss am Essen erheblich steigert, sondern Sie geben Ihrem Speichel auch ausreichend Gelegenheit, sich mit der einleitenden Verdauung Ihrer Nahrung zu befassen.

Oft essen wir so schnell, dass wir nicht nur den Geschmack unserer Speisen nicht ausreichend wahrnehmen, sondern auch der Speichel nicht richtig wirken kann und unsere Nahrung deshalb nicht optimal aufgeschlossen wird.

Bei gründlich gekauter Nahrung wird die Gesamtoberfläche durch die feine Zerkleinerung erheblich vergrößert, so dass die Aufschließung durch die Verdauungssäfte sehr effektiv verlaufen kann. Und schon ganz am Anfang ist es so, dass unsere Speiseröhre fein Zerkautes viel besser transportieren kann.

Bei nachlässig gekauter Nahrung bleiben die Brocken zu groß, als dass sie effektiv zerlegt und aufgeschlossen werden könnten. Dann werden auch die Nährstoffe nur ungenügend extrahiert, so dass unverdaute Nahrung im Darm zurückbleibt, in der sich unerwünschte Darmkeime stark vermehren. Das Ergebnis nennt man Blähungen.

Schlingen Sie also nicht Ihr Essen, kauen Sie unbedingt öfter als zwei- oder dreimal – das hat auch den Vorteil, dass eine Mahlzeit dann gemächlicher abläuft, so dass Ihr Bauch (und Gehirn) eine Chance bekommt, rechtzeitig Sättigung zu melden. Achten Sie bewusst darauf, und Sie werden nicht länger mehr essen, als Sie wirklich möchten.

Keineswegs will ich Ihnen vorschreiben, jeden Bissen fünfzigmal zu kauen, aber versuchen Sie es doch einmal mit dieser Faustregel: kauen, bis das, was Sie gerade im Mund haben, nicht mehr an seiner mechanischen Beschaffenheit zu erkennen ist. Bei einem Apfel würde das bedeuten, dass Sie so lange kauen, dass die Zunge nur noch Mus fühlt und kaum noch Schalenstückchen.

Das Verdauungssystem sorgt nicht nur dafür, dass die aufgeschlossenen Nahrungsbestandteile dahin gelangen, wo sie benötigt werden, sondern es transportiert auch alles ab, was der Körper loswerden möchte – Giftstoffe, Krankheitskeime und andere Störfaktoren. Sie haben die Möglichkeit, diesem System hochwertige Nahrung zuzuführen. Man könnte sagen, dass die Verdauung eigentlich schon mit dem beginnt, was Sie einkaufen. Je mehr ökologisch erzeugte Nahrung Sie in den Mund nehmen, desto leichter machen Sie es Ihrer Verdauung, einfach weil sie sich dann nicht mit lauter chemischen Herausforderungen herumschlagen muss.

Die Darmflora: gute und schlechte Bakterien

Ganz wichtig für unsere Gesundheit ist die Zusammensetzung unserer Darmflora. Und das führt uns auch gleich zum Thema »Probiotika«, wie gezielt zugeführte gesunde Darmkeime genannt werden.

Die guten Bakterien sind wirklich enorm gesundheitsfördernd. Wussten Sie, dass sich in Ihrem Verdauungstrakt aktuell um die 450 verschiedene Bakterienarten tummeln, und das milliarden-, ja billionenfach? Wenn Sie die kleinen Wesen alle zusammennehmen könnten, würden sie ein bis zwei Kilo auf die Waage bringen. Ich weiß ja nicht, wie Sie das sehen, aber für mich ist das eine Population, die durchaus ins Gewicht fällt und sicher ein bisschen Zuwendung verdient.

Wichtig ist, dass unsere Darmflora zu mindestens 85 Prozent aus gesunden Keimen besteht, also auf der probiotischen Seite der Gleichung stehen. Diese probiotischen Keime aktivieren die T-Zellen (wichtig für die Krebsabwehr) und sind für die Auslösung von Abwehrreaktionen überall im Körper mitverantwortlich. Und wenn Sie noch bedenken, dass 70 Prozent Ihres Immunsystems im Darm beheimatet sind, leuchtet es doch sicher ein, dass Sie Ihrem Darm überwiegend all das zuführen müssen, was er braucht, um Sie bei guter Gesundheit zu halten.

Ihr Körper ist darauf angewiesen, dass Ihre Darmflora zu nicht mehr als 15 Prozent aus schädlichen Keimen besteht, und deshalb müssen Sie für ausgewogene Verhältnisse sorgen. Dafür sind neben einer gesunden Ernährung probiotische Nahrungsergänzungsmittel eine nützliche Sache. Sie finden diese frei verkäuflichen Mittel in Apotheken, Reformhäusern und Bioläden und natürlich im Internet, als Pulver in Dosen oder in Kapselform.

Hier einige der Vorzüge solcher probiotischen Mittel (die darmfreundliche Bakterien in wechselnden Mischungen und Keimzahlen enthalten):

- Eindämmung entzündlicher Prozesse. Mit Probiotika sind Erfolge bei Reizdarmsyndrom, Colitis ulcerosa, Morbus Crohn und Geschwüren möglich. Wenn Sie schon Darmentzündungen gehabt haben oder derzeit haben, fangen Sie bitte sofort mit der Einnahme von Probiotika an.
- Stärkung des Immunsystems. Probiotika können Erkältungen, Allergien und grippalen Infekten vorbeugen.
- Verbesserung der Milch. Wenn Sie als werdende Mutter oder Mutter Probioti-

ka einnehmen, überträgt sich die verstärkte Immunabwehr über Ihre Milch auf Ihr Baby.

- Linderung der Symptome bei Glutenunverträglichkeit. Wenn Sie an Glutensensitivität (GS) leiden, also das Klebereiweiß vieler Getreidesorten nicht vertragen, oder sogar schon Symptome der Zöliakie (chronisch entzündlicher Prozess im Dünndarm aufgrund dieser Unverträglichkeit) haben, kann die regelmäßige Einnahme von Probiotika lindernd wirken.
- Darmpilz zurückdrängen. Ein gesundes Darmmilieu, durch Probiotika unterstützt, kann Infektionen mit Hefepilzen (zum Beispiel Candida) leichter abwehren.
- Krebsvorbeugung. Probiotika begünstigen die Bildung bestimmter Enzyme im Körper, die ihrerseits die Entstehung von Krebszellen verhindern.
- Zum Ausgleich für schlechtes Essen. Wenn Sie konventionell erzeugtes Fleisch oder herkömmlich verarbeitete Nahrungsmittel essen, die genmanipulierte Bestandteile haben könnten, nehmen Sie damit möglicherweise auch Antibiotika zu sich. Solche Nahrungsmittel unterdrücken die gesunde Darmflora. Probiotika können das gesunde Milieu wiederherstellen.

Inzwischen deutet sich darüber hinaus an, dass Probiotika auch Menschen mit autistischen Symptomen helfen können. Die britische Neurologin Natasha Campbell-McBride soll ihren Sohn von Symptomen des autistischen Spektrums befreit haben, indem sie gesunde probiotische Verhältnisse in seinem Körper herstellte, die die Entzündungsprozesse abklingen ließen. Die von ihr entwickelte Diät für das sogenannte Gut and Psychology Syndrome (GAPS; im deutschsprachigen Raum meist einfach als »Autismus-Diät« bezeichnet) wird bereits vielfach angewendet.

Wie können Sie sich nun optimal mit Probiotika versorgen?

Nun, zunächst einmal können Sie sie als Nahrungsergänzung einnehmen, und das ist nach einer Behandlung mit Antibiotika auch unbedingt erforderlich, da Antibiotika alle Bakterien abtöten, auch nützliche Darmbakterien. Es wäre wirklich schön, wenn mehr Ärzte daran denken würden, ihren Patienten bei Antibiotika-Behandlungen gleich auch Probiotika zu verabreichen.

Gesundes vollwertiges Essen ist Nahrungsergänzungsmitteln jederzeit vorzuziehen. Ich bin eine große Anhängerin fermentierter Nahrungsmittel, bei denen es sich ja im Grunde um Probiotika handelt. Ein bisschen weiter unten in diesem Kapitel finden Sie deshalb eine Kurzanleitung für die Zubereitung fermentierter Nahrungsmittel.

Ein gesundes Verdauungssystem ist in der Lage, alles Ungesunde auszuscheiden und alles Gesunde für den Organismus zu erschließen. Wenn Ihr Körper Ihr Essen gut verdaut, fühlen Sie sich blendend, werden selten krank und leben bis zum Lebensende gesund.

Wenn Sie also Verantwortung für Ihre Verdauung übernehmen wollen, müssen Sie echte Nahrungsmittel von hoher Qualität zu sich nehmen, wie es bei vielen biologisch erzeugten Lebensmitteln, Fleisch von Weidetieren sowie Fleisch und Eiern von freilaufendem Geflügel der Fall ist.

Die »schlechten« Nahrungsmittel der westlichen Standardernährung fügen dem Körper großen Schaden zu und setzen buchstäblich unsere Gesundheit aufs Spiel. Unser Körper versteht so etwas nicht als Nahrung und verdaut es folglich nicht gut. Ähnliches gilt für Hülsenfrüchte und Getreide – wie überhaupt für alle Nahrungsmittel, über die wir erst seit dem Aufkommen der Landwirtschaft verfügen. Sie belasten unseren Körper und können gerade dem Verdauungstrakt erheblich schaden, nicht zuletzt wegen der in der Nahrung enthaltenen Lektine.

Das Wesentliche über Lektine im Essen

Die Lektine in der Nahrung stehen vermutlich nicht im Zentrum Ihres Interesses. Die meisten Menschen wissen nicht einmal, dass es Lektine gibt, was leider auch für viele Ärzte gilt. Das ist kein haltbarer Zustand, wenn man bedenkt, was diese kleinen Proteine alles anrichten.

Lektine sind also Proteine (Eiweiß), die sich an Kohlenhydrate, Zellen und Gewebe heften. Es handelt sich um Proteine, die nicht leicht aufzuspalten sind, sie halten den Verdauungsenzymen stand, und sie können giftig sein und Entzündungszustände im Körper auslösen. Sie sind in ihrer Wirkung wie Dornen, von denen Sie innerlich wund gekratzt werden.

Da Lektine der Magensäure widerstehen, können sie sich an die Magen- und Darmwände heften, wo sie die Barriere schwächen, die bei Gesunden von den verschiedenen Schichten der Darmauskleidung gebildet werden. Und das ist der bereits erwähnte Zustand, den man als Leaky Gut Syndrom umschreibt: Der Darm wird leck, und das ist nicht so lustig, wie es klingt.

Wenn die Auskleidung des Verdauungskanals beschädigt ist, lässt sie alle möglichen Proteine im unverdauten Zustand durch, die im Körper nur Schaden anrichten und für allerlei Gesundheitsstörungen verantwortlich sein können, zum Beispiel:

- Colitis (Dickdarmentzündung)
- Morbus Crohn (ein chronischer Entzündungszustand, der bevorzugt im Dünndarm, aber auch in anderen Abschnitten auftritt)
- Reizdarmsyndrom
- Zöliakie oder Sprue, in der Fachsprache »glutensensitive Enteropathie« genannt
- Diabetes Typ 1 (eine Autoimmunerkrankung)
- rheumatoide Arthritis (chronische Entzündung der Gelenke)
- Geschwüre
- Nahrungsmittelunverträglichkeiten und Nahrungsmittelallergien

- Energiemangel
- Gewichtszunahme

Wenn Lektine erst einmal in den Blutkreislauf geraten, können sie sich an jedes Gewebe im Körper heften, etwa an die Bauchspeicheldrüse oder Schilddrüse, aber auch an das Kollagen in den Gelenken. Die Folge ist, dass die weißen Blutkörperchen die Zellen, an die sich die Lektine geheftet haben, als Fremdkörper eliminieren. Das Lektineiweiß des Weizens beispielsweise ist dafür bekannt, dass es sich in den Gelenken einnistet und dort chronische Entzündungen verursacht.
Es gibt wirklich viele Nahrungsmittel, die Lektine enthalten, unter anderem:

- Hülsenfrüchte
- Milchprodukte
- Getreide: Weizen, Weizenkeime, Reis, Hafer, Buchweizen, Roggen, Gerste, Mais, Hirse, Quinoa
- Nachtschattengewächse: Tomaten, Kartoffeln, Auberginen und alle Paprikasorten
- manche Meeresfrüchte

Es gibt Menschen, die Lektine besser vertragen als andere, wahrscheinlich weil sie über eine gesunde Darmflora und ein starkes Immunsystem verfügen.

Weshalb sind violette Kartoffeln besser als weiße?

Eine Portion weiße Kartoffeln bietet außer einer großen Menge Stärke kaum echten Nährwert. In der Paleo-Ernährung haben sie deshalb keinen Platz. Das sieht bei violetten Kartoffeln ganz anders aus, weshalb sie ein großartiger Ersatz für die herkömmlichen Kartoffelsorten sind.
Kartoffeln mit violettem Fleisch stammen ursprünglich aus Peru, wo sie in der Frühzeit nur von den Inka-Herrschern gegessen wurden, weil sie so kostbar waren.
Heute finden Sie Hunderte Sorten violetter Kartoffeln – allerdings nicht in normalen Supermärkten, sondern eher in Feinkostgeschäften oder im Internethandel! Je satter die violette Farbe, desto höher der Gehalt an Antioxidantien innerhalb der Kartoffelschale.
Violette Kartoffeln bieten vor allem viel Eisen, Folsäure, Vitamin C und Kalium. Die dunkelsten Sorten sind von ähnlich hoher antioxidativer Wirkung wie Spinat, Grünkohl oder Rosenkohl.
Sie sind nicht so blutzuckerwirksam wie normale Kartoffeln, aber trotzdem reich an Kohlenhydraten. Seien Sie grundsätzlich zurückhaltend bei Kohlenhydraten, das dämpft Entzündungen – mal ganz abgesehen vom Zeigerausschlag der Waage.

Es gibt natürlich auch Menschen mit schwerer Lektin-Unverträglichkeit, die mit Symptomen dieser Art zu kämpfen haben:

- Gedächtnisstörungen
- Schlafstörungen
- Stimmungsschwankungen
- Blähungen
- Gelenkschwellungen
- Flüssigkeitsansammlungen im Gewebe
- Verstopfung und/oder Durchfall
- ständige Erschöpfung
- Nesselausschlag
- Kopfschmerzen

Wenn das bei Ihnen zutrifft, kann Ihr Körper offenbar nicht verhindern, dass sich Lektine an Zellen heften, die dann von weißen Blutkörperchen eliminiert werden. Wenn Sie möchten, dass es Ihnen langfristig bessergeht, müssen Sie etwas weglassen, nämlich alle Nahrungsmittel, die Lektine enthalten.
Viele meinen, es gehe ihnen eigentlich ganz gut, bis sie dann Weizen, Milchprodukte und Nachtschattengewächse weglassen und auf einmal mehr Energie haben, besser schlafen und sich überhaupt wohler fühlen. Wenn Sie zur Steinzeitkost übergehen, werden Sie diese Vorteile an sich selbst erfahren.

Grundsätzliches über fermentierte Nahrungsmittel

Unsere Vorfahren würden bestimmt große Augen machen, wenn sie sähen, dass Vergorenes in unserer Ernährung eigentlich kaum noch vorkommt.
Seit Jahrtausenden haben die Menschen überall auf der Welt viele ihrer Speisen und Getränke vergoren, um sie erst dann zu sich zu nehmen. Wein wird schon seit mindestens achttausend Jahren gekeltert. Das Vergären der Milch war schon in der Zeit um 3000 v. Chr. üblich, und 1500 v. Chr. aßen die Menschen Sauerteigbrot.
Unsere Großmütter bereiteten Sauerkraut und eingelegte Gemüse mittels Milchsäuregärung zu (unter Verwendung von Salz), während wir heute Essig nehmen. Sie nutzten wilde Hefe zur Zubereitung von Sauerteig für gebackenes Brot. Solche Gärprozesse lieferten unseren Vorfahren Probiotika, sie frischten damit die natürliche körpereigene Bakterienbesiedlung auf.
Heute ist so gut wie alles Essbare pasteurisiert. Wir benutzen bakterienhemmende Seifen und sonstige Reinigungsmittel und trinken womöglich auch noch gechlortes Wasser. Bei jeder Kleinigkeit nehmen wir Antibiotika. Durch diese modernen Patentlösungen ist unsere Darmflora gestört, und das kann uns krank machen.
Wenn wir wieder mehr Fermentiertes zu uns nehmen, frischen wir die natürliche Besiedelung mit gesunden Bakterien auf,

und das kann von geradezu wunderbarer Auswirkung auf unser Wohlbefinden sein.
Ein paar gute Gründe für den Verzehr fermentierter Nahrung sind:

- **Bessere Verdauung.** Wenn Sie Vergorenes essen oder etwas Vergorenes trinken, ist es eigentlich schon »vorverdaut«, bevor es auch nur in Ihren Magen gelangt. Die Bakterien und Säuren haben die Nahrung schon teilweise aufgeschlossen. Der Körper muss dann keine Schwerstarbeit mehr leisten, um für sich das Beste aus allem herauszuholen. So wird die Verdauung verbessert und damit natürlich auch die Aufnahme der Nährstoffe.
- **Vitaminschub.** Beim Vergären von Nahrungsmitteln wird der Vitamingehalt erhöht. Das gilt insbesondere für fermentierte Milchprodukte wie Kefir.
- **Darmgesundheit.** Nützliche Bakterien im Darm verhindern Hefepilzinfektionen, Reizdarmsyndrom, Darmträgheit, Glutenintoleranz, Laktoseintoleranz und eine Menge weiterer Unannehmlichkeiten. Ganz sicher trägt der Verzehr fermentierter Nahrungsmittel zu einem ausgewogenen Milieu bei.
- **Geschmack.** Weshalb schmeckt Sauerkraut so gut zu Würstchen oder Corned Beef zu Pickles? Einfach weil milchsauer Vergorenes köstlich ist und zudem gesund!

Sauer Eingelegtes können Sie ohne großen Kostenaufwand selbst herstellen. Sie brauchen eigentlich nur Salz und Einmachgläser, und was Sie damit zubereiten, ist sehr lange haltbar.
Sorgen Sie für einen hohen Anteil von Vergorenem in Ihrer Ernährung, etwa mit Kombucha und Kefir als Getränken. Verwenden Sie käufliche oder selbst zubereitete Würzzutaten, die durch natürliche Fermentation entstanden sind. Weitere würzige Fermentationsprodukte, die Sie leicht selbst herstellen können, sind Kimchi, Sauerkraut, Salsa und andere durch Milchsäuregärung erzeugte Sauergemüse.

JALAPEÑO-PFIRSICH-SALSA

Zutaten

- 100 g Pfirsiche, geschält und klein geschnitten
- 1 kleine rote Zwiebel, gehackt
- 1 Knoblauchzehe, durchgepresst
- 2 EL Jalapeño-Paprika, fein gehackt
- 2 EL Zitronensaft
- 2 TL Salz
- 2 EL (oder nach Bedarf) Wasser

Alle Zutaten außer dem Wasser in einer Schüssel zusammenrühren und die Masse in ein Glas mit Schraubverschluss geben.

Mit einem Löffel zusammendrücken, damit möglichst viel Flüssigkeit austritt. Die Flüssigkeit muss die Mischung bedecken, damit kein Schimmel entsteht. Wenn nicht genügend Flüssigkeit austritt, fügen Sie so viel Wasser hinzu, dass die Masse gerade bedeckt ist. Zwischen der Oberfläche und dem Rand des Glases sollen gut 2 Zentimeter Platz bleiben, da sich die Salsa während der Fermentation ausdehnt.

Glas fest verschließen und für 2 bis 5 Tage an einen warmen Platz stellen. Zwischendurch immer wieder probieren. Wenn der Geschmack stimmt, stellen Sie das Glas in den Kühlschrank. Jetzt ist die Salsa genussfertig.

Zutaten

300 g Süßkirschen, klein geschnitten
100 g frische Cranberrys
200 g Mango, geschält und zerkleinert
½ TL Gewürznelkenpulver
½ TL geriebener Ingwer
¼ TL Kardamompulver
2 EL Limettensaft
1 TL Salz
2 EL Wasser

CRANBERRY-MANGO-CHUTNEY

Kirschen, Cranberrys, Mango, Nelken, Ingwer, Kardamom, Limettensaft und Salz in eine Schüssel geben und gut mischen.

Mit einem Löffel zusammendrücken, damit möglichst viel Flüssigkeit austritt. Damit kein Schimmel entsteht, muss die Flüssigkeit die Mischung bedecken. Wenn nicht genügend Flüssigkeit austritt, fügen Sie so viel Wasser hinzu, dass die Masse gerade bedeckt ist. Da sich das Chutney während der Fermentation ausdehnt, sollen gut 2 Zentimeter Platz zwischen der Oberfläche und dem Rand des Glases bleiben.

Das Glas fest verschließen und für 2 bis 5 Tage an einen warmen Platz stellen. Zwischendurch immer wieder probieren. Wenn Ihnen das Chutney schmeckt, stellen Sie das Glas in den Kühlschrank. Gekühlt genießen.

APRIKOSEN-DATTEL-CHUTNEY SÜSS UND WÜRZIG

Aprikosen, Zwiebel, Datteln, Pfeffer, Thymian und Rosmarin in eine Schüssel geben und gut vermischen. Honig, Essig, Zitronensaft und Salz in einer kleinen Kasserolle erwärmen und verrühren. Gut erhitzen, aber nicht einkochen. Abkühlen lassen und über die Aprikosenmischung gießen. Alles gut verrühren und in ein Glas mit Schraubdeckel geben.

Mit einem Löffel zusammendrücken, damit möglichst viel Flüssigkeit austritt. Die Flüssigkeit muss die Mischung bedecken, damit kein Schimmel entsteht. Wenn nicht genügend Flüssigkeit austritt, fügen Sie so viel Wasser hinzu, dass die Masse gerade bedeckt ist. Zwischen der Oberfläche und dem Rand des Glases sollen gut 2 Zentimeter Platz bleiben, da sich die Salsa während der Fermentation ausdehnt.

Glas fest verschließen und für 2 bis 5 Tage an einen warmen Platz stellen. Zwischendurch immer wieder das Ergebnis testen. Erst wenn Ihnen das Chutney richtig gut schmeckt, stellen Sie das Glas in den Kühlschrank. Genießen Sie das Chutney gut gekühlt.

Zutaten

100 g Aprikosen, geschält und klein geschnitten
1 kleine Zwiebel, gewürfelt
90 g Datteln, klein geschnitten
½ TL Pfeffer
½ TL getrockneter Thymian
1 TL getrockneter Rosmarin, gerebelt
2 EL Honig
1 EL Apfelessig
2 EL Zitronensaft
1 TL Salz
2 EL Wasser

PIKANTE AHORN-BABYKAROTTEN

Zutaten

450 g Babykarotten
1 EL abgeriebene Orangenschale
1 TL abgeriebene Limettenschale
1 TL abgeriebene Zitronenschale
2 TL Ingwer, gerieben
1 TL Zimtpulver
¼ TL Kardamom
3 EL Ahornsirup
2 EL Salz
240 ml Wasser, nach Bedarf auch mehr

Karotten in ein großes Einmachglas geben. In einem zweiten Gefäß abgeriebene Orangen-, Limetten- und Zitronenschale mit Ingwer, Zimt, Kardamom, Ahornsirup, Salz und Wasser vermischen. Rühren, bis das Salz aufgelöst ist, dann über die Karotten gießen. Noch etwas Wasser angießen, falls die Karotten noch nicht bedeckt sind. Zwischen der Flüssigkeitsoberfläche und dem Rand des Glases müssen mindestens 2,5 Zentimeter Platz bleiben.
Glas gut verschließen und 3 bis 7 Tage bei Raumtemperatur stehen lassen, bis sich das richtige Aroma entwickelt hat. Dann wieder fest verschließen und gekühlt genießen.

DILL-PICKLES MIT PERLZWIEBELN

Zutaten

2 EL Senfkörner
3 EL getrockneter Dill
3 Knoblauchzehen, durchgepresst
1 kleine Zwiebel, gehackt
300 g eingelegte Gurken, in ½ cm dicke Scheiben geschnitten
120 g Perlzwiebeln, geschält
2 EL Salz
125 ml Wasser

Zuerst Senfkörner, Dill, Knoblauch und weiße Zwiebel in ein großes Einmachglas geben, darauf die geschnittenen Gurken und die Perlzwiebeln schichten.
Salz im Wasser auflösen und die Lösung ins Glas gießen. Falls der Inhalt noch nicht bedeckt ist, noch etwas Wasser nachgießen, es müssen aber zum Glasrand hin mindestens 2,5 Zentimeter Platz bleiben.
Glas verschließen und 2 Tage bei Raumtemperatur stehen lassen. Machen Sie die Geschmacksprobe. Wenn der Geschmack Ihren Vorstellungen entspricht, wird das Glas fest verschlossen und in den Kühlschrank gestellt.

2
Leben mit Paleo

Ich habe eine Menge gelernt, seit ich auf dem Paleo-Weg bin. Zum Beispiel dass ich nie ein Fitnessjunkie werde. Tägliches Workout war vollauf genug. Ich werde mir auch niemals Barfußschuhe mit separaten Zehen antun; zehenfreie Schuhe sind mehr mein Fall. Und Pemmikan, die sagenhafte indianische Winterspeise aus Trockenfleisch, Fett und (wenn man Glück hat) getrockneten Beeren, bekomme ich einfach nicht über die Lippen. Ich mag keine Innereien und bekomme bei dem Anblick einer Leber schon einmal das Würgen. Sie sehen also, dass ich keineswegs eine fanatische Paleoista bin, die stoisch alles zu sich nimmt.

Deswegen hatte ich eine Zeitlang richtig Gewissensbisse. Ich habe wirklich fast alles ausprobiert (gut, außer den Barfußschuhen), aber ich brachte es einfach nicht über mich, Nahrung aufzunehmen, die ich partout nicht mochte. Wenn mir schon beim Geruch von Leber schlecht wird, steige ich doch nicht auf noch entlegenere Innereien wie Bauchspeicheldrüse oder Gehirn um! Ich kann es nicht und werde es Ihnen auch nicht zumuten? Das wäre nicht meine Art, es ist unkreativ und einfach falsch.

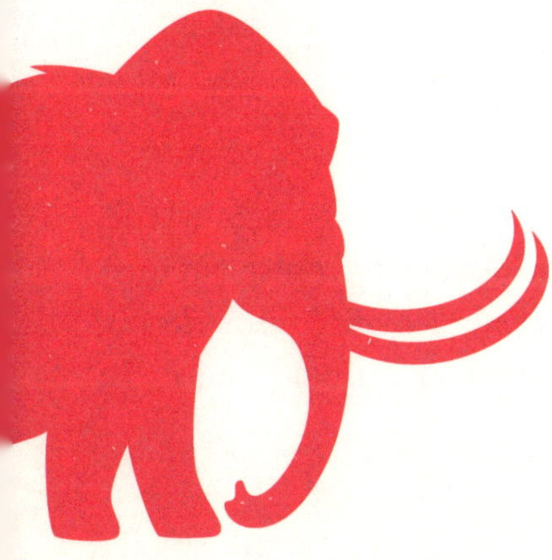

Wie geht es dann weiter mit mir und meinem »Stamm«, also mit Leuten wie mir, die sich nicht mit letzter Konsequenz an alle Paleo-Richtlinien halten, aber doch gern bei den als gut und richtig erkannten Ernährungsprinzipien dieser Lebensform bleiben möchten?

Treffen wir uns doch einfach in der Mitte, wo man Barfußschuhe trägt oder eben nicht und es nichts macht, wenn man nicht täglich im Fitnessstudio auftaucht.

Simply Paleo ist demnach eine differenzierte Angelegenheit. Ihnen werden keine grauen Haare wachsen, wenn Sie Ihr Gemüse nicht selbst anbauen und milchsauer einlegen. Sie brauchen nicht alles auf der Liste zu tun, um wunderbare Resultate zu erzielen. Simply Paleo stellt unsere Ernährung auf eine neue und bessere Grundlage, aber wir streuen uns durchaus und ohne schlechtes Gewissen ein bisschen guten, reifen Käse über die Suppe. Sie treffen so oft

wie möglich die bessere Wahl, dann müssen Sie nicht entsetzt schauen, wenn Ihr Kind bei der Geburtstagsparty Kuchen isst.
So ist das Leben eben. Wir leben nicht in einer Paleo-freundlichen Welt, ein kurzer Gang durch den Supermarkt wird sicher auch den Letzten davon überzeugen. Seien wir also nicht zu dogmatisch, das würde nur die Menschen verprellen, die uns besonders am Herzen liegen. Es gibt sie durchaus, diese Hardcore-Paleoistas, die allen ringsum auf die Nerven gehen, aber wenn man so nicht sein möchte, heißt das ja nicht, dass man seine Ernährungsrichtlinien in den Wind schießt, wenn man seine Eltern besucht oder im Restaurant isst. Es kann aber bedeuten, dass man sich hier und da ein bisschen anpassungsfähig zeigen muss. Das darf natürlich nicht so weit gehen, dass Sie Ihre Gesundheit gefährden (etwa bei ernsten Nahrungsmittelunverträglichkeiten). Oder wenn Sie von bestimmten Speisen wissen, dass Sie sich danach rundum unwohl und wie zerschlagen fühlen, dann lehnen Sie beim nächsten Mal mit einem freundlichen Lächeln und dem Hinweis auf eine Allergie dankend ab. Meiden Sie bei Unterhaltungen das Thema Ernährung, weil es gern polarisierend wirkt.
Sicher kennen Sie Diätbücher mit lauter strengen Regeln, und natürlich gibt es auch in der Paleo-Ernährung Regeln, aber in unserem Simply-Paleo-Ansatz haben Sie ein bisschen Spielraum, mit dem Sie umgehen können, wie Sie möchten.
Nach meiner Erfahrung wirken Sätze wie »Das dürfen Sie nie wieder essen« geradezu als Aufforderung zum Trotz. Auf Verbotenes sind wir bekanntlich besonders erpicht und bekommen es kaum noch aus dem Kopf. Sehnsüchtige Träume von echtem Sauerteigbrot … alles schon erlebt.
Meine Lösung ist ziemlich schlicht. Bei mir gibt es die Aussage »nie wieder« nicht. Stattdessen sage ich mir: »Ich möchte mich wohl fühlen, meine Schilddrüse und überhaupt meine Gesundheit schützen, und deshalb lasse ich dieses Brot jetzt weg.« Mir ist klar, dass gesundheitsbewusste Ernährung und Gelüste längst nicht immer vereinbar sind, und interessanterweise ist es so, dass ich mit der Zeit immer weniger bereit bin, Risiken einzugehen. Ich bleibe konsequent bei meiner gesunden Ernährung, und es fällt mir schwer, über die Stränge zu schlagen. Beim Familiengrillfest bleibt mein Hamburger ohne Brötchen, und die Baked Beans lasse ich auch weg, dafür lange ich dann beim Salat ordentlich zu. Vom Dessert nehme ich meist nichts, aber bei selbstgemachtem Eis darf es schon mal ein Löffelchen sein. Aus industriell hergestelltem Eis mache ich mir nichts, vielleicht können Sie das ja nachvollziehen.

Wie verhalte ich mich bei Essenseinladungen?

Wenn ich zum Essen eingeladen werde, mache ich meine Gastgeber höflich auf meine Glutenunverträglichkeit aufmerksam. Das ist ein verbreiteter Zustand und meist kein Problem. Würde ich sagen: »Ich esse nichts Glutenhaltiges, keine Milchprodukte, keine Bohnen und sonstigen Hülsenfrüchte«, mache ich meine Gastgeber vermutlich etwas ratlos, vielleicht denken sie sogar, sie hätten mich besser nicht eingeladen. Deshalb gehe ich so vor, dass ich das ausschließe, was mir erfahrungsgemäß am meisten schadet: Gluten. Das meide ich wirklich konsequent, sicher in 99,9 Prozent der Fälle. Milchprodukte ausnahmsweise zu einer Mahlzeit bringen mich nicht so in die Bredouille wie Gluten. Deshalb schalte ich meinen größten Feind aus und sage mir, dass ich alles andere schon vertragen werde, da es sich ja um eine Ausnahme handelt.

Manche Menschen müssen allerdings zu 100 Prozent bei ihrer Diät bleiben, weil sie sonst mit Gesundheitskrisen zu rechnen haben. In dem Fall würde ich an Ihrer Stelle den Gastgebern Bescheid sagen und gleich ankündigen, dass Sie Eigenverpflegung mitbringen. Und machen Sie Ihren Gastgebern ein wirklich schönes Geschenk, schließlich werden sie Ihretwegen den ganzen Abend ein wenig gestresst sein.

Zum Glück gibt es so etwas wie Simply Paleo, und es funktioniert, denn ich lebe es. Es wertet mein Leben in vielen Bereichen auf – bei Arbeit, Spiel und schlichtem Lebensgenuss.

Simply Paleo als Lebenskonzept

Sehen wir uns an, wie Simply Paleo im Alltag tatsächlich aussieht. Bewegung fällt mir zuerst ein. Dreimal die Woche lege ich mich im Fitnessstudio ins Zeug, eine Stunde lang, aufgeteilt auf Gewichtheben und Intervall-Aerobic. Und wenn ich ganz ehrgeizig bin und wirklich etwas bewegen möchte (nämlich die Anzeige der Waage nach unten), lege ich noch einen zusätzlichen Tag Fitness ein.

Aus dem Haus gehen, trainieren, nach Hause kommen – für mich ist das ein Ritual, für das ich die lästige Autofahrt in Kauf nehme. Es ist eine Verabredung, die ich (außer auf Reisen) mit mir selbst habe, und die Zeit ist nicht verloren, weil ich mir jetzt CDs anhören kann, zu denen ich sonst nicht käme. Es ist für mich in jeder Hinsicht ein Gewinn.

Ich habe auch eine Vorliebe für Yoga entwickelt, die Dehnübungen, verbunden mit dem tiefen Atmen, wirken bei mir nicht nur stresslösend, sondern beugen auch dem eventuellen Muskelkater vor.

Außerdem bin ich so einem Club beigetreten, wo man relativ günstig einmal im Monat eine Massage bekommt. Zuerst kam ich mir ein bisschen wie ein Luxusgeschöpf vor – jeden Monat eine Massage! Aber seit ich mich mit Stress und seinen körperlichen Auswirkungen befasst habe, sehe ich die Massagen nicht mehr als extravagant, sondern als etwas, das ich für meine Gesundheit und mein Wohlbefinden tue.

PALEOISTAS SAGEN: IMMER MIT DER RUHE!

Wenn Sie unter äußerem oder innerem Stress stehen, schickt Ihr Körper hochwirksame Hormone in den Blutkreislauf. Für unsere Steinzeitvorfahren war das auch gut so, ein Adrenalinstoß war absolut angebracht, wenn sie sich gegen einen Säbelzahntiger wehren oder vor ihm weglaufen mussten.

Ich lehne mich sicher nicht zu weit aus dem Fenster, wenn ich annehme, dass Ihr Stress nicht direkt etwas mit Säbelzahntigern zu tun hat. Allerdings setzt Ihr Körper in Stresssituationen die gleichen Hormone frei. Dabei wird Cortisol ausgeschüttet, und dieses Hormon gibt unter anderem das Signal, dass Ihre Energiespeicher angezapft werden. Der Körper versteht das so, dass Sie Ihre Reserven auffüllen müssen, und in einer tatsächlichen äußeren Gefahrensituation ist diese Reaktion ja auch sehr sinnvoll. Wenn Ihr Hormonhaushalt Ihnen sagt, dass die Energiespeicher aufgefüllt werden müssen, bekommen Sie großen Hunger. Und solange Ihr Körper weiterhin Stressmeldungen erhält, pumpt er Ihnen Cortisol ins Blut. Das Ergebnis ist Hunger.

Bei einem solchen Stresshunger gehen unsere Gelüste leider nicht in Richtung Karotten und Äpfel. Wir bekommen vielmehr Lust auf Süßes, Fettes und Salziges, weil diese im Gehirn Wohlfühlstoffe freisetzen, mit deren Hilfe wir dann nicht mehr ganz so angespannt sind. Diese süßen, fettigen und salzigen Sachen ziehen eine regelrechte Euphorie nach sich, machen uns mit der Zeit süchtig und lassen uns bei jedem Anflug von Anspannung oder Stress nach dergleichen Snacks greifen.

Ein ständiger Cortisolspiegel im Blut dämpft die Ausschüttung von Testosteron, einem die Muskeln aufbauenden Hormon. Bei zu wenig Testosteron verlieren wir also Muskelmasse – und Muskeln sind für einen Großteil unseres Kalorienverbrauchs verantwortlich. Es ist alles in allem ein ungesunder Zustand, selbst wenn Sie den genannten Gelüsten nicht nachgeben. Und als wäre das nicht schon schlimm genug, sorgt Cortisol auch noch dafür, dass der Körper an seinen Fettreserven festhält.

Mit Stress ist nicht zu spaßen. Simply Paleo bedeutet, dass Sie sich vor allem Ruhe und Entspannung gönnen.

Und für mich und meine Lebensweise sind Yoga und eine Massage pro Monat die besten Helfer.

TRAINING

Wenden wir uns noch einmal dem Thema der sportlichen Betätigung zu. Viele denken, Training müsse weh tun und viel Zeit kosten, wenn es wirken soll. Ich wende ganz gezielt drei- bis viermal die Woche eine Stunde für Training auf (plus Yoga, wenn es zeitlich geht), aber das entspricht einfach meiner persönlichen Vorliebe und passt gut in meinen Zeitplan.

Sollten Sie jedoch überhaupt keine Zeit haben, gibt es einen Trainingsablauf, der Sie gerade einmal vier Minuten am Tag kostet und den Sie viermal die Woche anwenden können. Das Ganze heißt Tabata-Training, benannt nach dem japanischen Wissenschaftler Izumi Tabata, der herausfand, dass Fitness am schnellsten mit Trainingseinheiten von jeweils zwanzig Sekunden Anstrengung, gefolgt von je zehn Sekunden Pause und achtmal wiederholt in unterschiedlicher Intensität aufgebaut wird. Es ist ein hartes, schnelles und effektives Training.

Ein Tabata-Training kann zum Beispiel so aussehen: jeweils zwanzig Sekunden Kniebeugen, Rumpfbeugen, Liegestütz und Trizeps-Dips mit jeweils zehn Sekunden Pause. Sie machen eine Übung, ruhen sich kurz aus, dann die nächste Übung, kurze Erholungspause und so weiter, bis Sie alle vier durchhaben. Das Ganze noch siebenmal, und Sie haben eine komplette Trainingseinheit in weniger als fünf Minuten absolviert. Sie können diese Übungen alle jetzt gleich bei sich zu Hause ausprobieren, dafür ist keine besondere Ausrüstung erforderlich. Auf YouTube finden Sie massenhaft Tabata-Übungsvideos. Haben Sie schon festgestellt, dass es ganz einfach ist?

Ich habe Yoga als ebenfalls brauchbare Methode der körperlichen Ertüchtigung erwähnt. Mit Ausnahme von Bikram-Yoga (weil es bei erhöhter Temperatur und Luftfeuchtigkeit geübt wird) empfinde ich Yoga als unglaublich wirksam für den Stressabbau, und sicher ist Yoga eine der klügsten Arten, sich unabhängig vom Alter jung und gesund zu erhalten. Kraft, Flexibilität und Balance sind Kernbestandteile dessen, was wir Fitness nennen, und alle drei werden ins Spiel gebracht, wenn Sie Yoga üben.

DER SCHLAF UND DIE RHYTHMEN DES LEBENS

In der Frühzeit mussten die Menschen den ganzen Tag lang schwer arbeiten. Sie bauten Unterkünfte, fertigten Kleidungsstücke an, sie jagten und sammelten. Aber alles nur bis zur Abenddämmerung. Zum Ausklang des Tages gab es sicher einfache Spiele, oder sie widmeten sich der Fortpflanzung.

So läuft unser Leben heute nicht mehr. Die meisten bekommen nicht mehr genug Schlaf, weil wir ständig in Aktion sind. Der Schlafmangel tut uns aber gar nicht gut. Wir riskieren damit Bluthochdruck, Herzstörungen, Diabetes, Herzinsuffizienz, Herzinfarkt, Gehirnschlag.

Kennen Sie den Ausdruck »zirkadiane Rhythmen«? Er beschreibt das, was wir volkstümlich »innere Uhr« nennen, und wird von körperlichen und hormonellen Zyklen gebildet, die unser Körper Tag für Tag mit dem wechselnden Tageslicht durchläuft. Sie hören schon heraus: Es geht hier um den natürlichen Wechsel von Tag und Nacht, den wir durcheinanderbringen, wenn wir die Nacht zum Tag machen. Das kann alle möglichen Folgen haben – Depressionen, Gewichtszunahme, Energiemangel und allerlei andere Unannehmlichkeiten.

Mit dem zirkadianen Rhythmus schwankt auch die Ausschüttung von Cortisol und Melatonin im Körper. Sie erinnern sich vielleicht, dass Cortisol ein anregendes Hormon ist, während Melatonin schlaffördernd wirkt.
Solange Sie gemäß Ihrem zirkadianen Rhythmus leben, werden Sie morgens von Cortisol munter gemacht und am Abend, wenn es dunkel wird, von Melatonin sanft in Richtung Schlaf befördert.
Wenn Sie nun am Abend nicht dem natürlichen Schlafbedürfnis nachgeben, muss Ihr Körper Cortisol produzieren, um Sie wunschgemäß wach zu halten. Cortisol hält Ihren Körper aber in einer Art Stresszustand, der alle möglichen unguten Folgen haben kann, zum Beispiel Gewichtszunahme.
Guter Schlaf ist wichtig für unseren gesamten Hormonhaushalt. Manche Hormone können einfach ohne ordentlichen Schlaf ihren Dienst nicht richtig tun. Um nur ein Beispiel zu nennen: Eines der Schlüsselhormone ist Leptin, mitverantwortlich für Appetit, Immunsystem und Stoffwechsel. Und Leptin ist weitgehend von unseren Schlafzyklen abhängig.
Hören Sie auf Ihren Körper! Machen Sie den Schlaf zu einer der wirklich wichtigen Sachen in Ihrem Leben. Ergänzen Sie ihn mit geeigneten Maßnahmen, wie einem wohlig warmen basischen Bad vor dem Zubettgehen. Tun Sie einfach alles, was zum Schutz Ihres Schlafs erforderlich ist, beispielsweise Ihre Fenster gut abdunkeln.

KOFFEIN – FREUND ODER FEIND?

Koffein ist ein Stoff (genauer gesagt eine psychotrope Substanz = Droge), der in Kaffee, schwarzem Tee, vielen Softdrinks und Energiedrinks, in Schokolade, Mate, Guaraná und so weiter vorkommt. Auch ich schätze meinen Kaffee wirklich sehr und habe Verständnis für die Substanzabhängigkeiten meiner Mitmenschen.
Die Frage bleibt aber, ob Kaffee uns guttut oder eher nicht.
Sie müssen keine Angst haben, dass Koffein ganz gestrichen werden soll, aber sehen wir uns trotzdem an, wie er auf den Körper wirkt. Danach entscheiden Sie selbst, wie Sie weiterhin verfahren.
Haben Sie sich schon mal gefragt, weshalb die Wirkung des Koffeins so rasch einsetzt? Nun, es wirkt sofort auf Ihr Hormonsystem und hält sich außerdem stundenlang im Körper. Nach dem Kaffeetrinken ereignet sich unter anderem Folgendes:

Adrenalinschub. Koffein gibt Ihnen einen Adrenalinkick, der Sie hellwach macht. Er versetzt Sie auch in eine Flucht-Abwehr-Bereitschaft. Wenn Sie am Schreibtisch sitzen, kann Ihr Körper diese gespannte Reaktionsbereitschaft nicht umsetzen. Das macht Sie nach einiger Zeit sehr müde, weshalb Sie wieder Koffeinhaltiges trinken, um die Müdigkeit zu überwinden. Anschließend sind Sie richtig aufgekratzt und haben jetzt erst recht Lust auf noch mehr Kaffee oder etwas Süßes.

Adenosin-Hemmung. Adenosin ist ein dämpfend und beruhigend wirkendes Hormon, und Koffein besetzt seine Rezeptoren, so dass es in seiner Wirkung gehemmt wird. Deshalb gibt Kaffee gleich nach dem Genuss diesen Pusch, der uns manchmal auch Stunden später nicht schlafen lässt.
Mehr Cortisol. Koffein kurbelt die Produktion des Stresshormons Cortisol an. Bei zu viel Cortisol im Körper wird die Stimmung labil, und auf die Dauer kann es sein, dass man zunimmt, dass das Herz zu stark belastet wird oder man sogar Diabetes bekommt.
Mehr Dopamin. Nach der Aufnahme von Koffein erhöht Ihr Körper seinen Dopaminspiegel, und das wirkt ungefähr so, als würden Sie Amphetamine schlucken. Man ist dann eine Zeitlang putzmunter, aber wenn das Schwirren schließlich abklingt, fühlt man sich eher schlechter als vorher.

Natürlich ist Koffein nicht nur schlecht.
Wegen der vermehrten Cortisolausschüttung kann Koffein zur Gewichtszunahme beitragen, aber andererseits beschleunigt es, wie die Forschung zeigt, den Stoffwechsel. Koffein vor dem Sport unterstützt Ihren Körper bei der effektiven Fettverarbeitung. Wenn Sie Ihren Morgenkaffee mit einem Bewegungsprogramm verbinden, könnte das Ihre Leistung steigern, und außerdem gibt Ihnen das Training genügend Schub, um das Stimmungsloch nach dem Abklingen der Koffeinwirkung zu überspringen.

Was sind die Konsequenzen?
Koffein kann in wohlbemessenen kleinen Dosen ein Freund sein. Außerdem empfiehlt es sich, nach 14.00 Uhr keinen Kaffee mehr zu trinken.
Was den Einkauf angeht, rate ich Ihnen zu fair gehandeltem Kaffee, den Sie zu Hause selbst mahlen. Dann haben Sie den Kaffee immer wirklich frisch, während die Öle des Kaffees in gemahlenem Kaffee schnell ranzig werden. Auch die Wasserqualität spielt eine Rolle. Ihr Lieblingskaffee ist nur wirklich gut, wenn Sie gefiltertes Wasser verwenden.

VERBRAUCH EINSCHRÄNKEN

Sollten Sie allzu sehr an viel Kaffee gewöhnt sein, drohen Ihnen bei der Einschränkung des Konsums Entzugserscheinungen wie Kopfweh und Reizbarkeit. Dagegen hilft das Trinken von viel Wasser, mit dem Sie Koffeinüberschüsse aus dem Körper schwemmen. Bewährt ist auch die Ausschleichmethode: Mischen Sie Ihren koffeinhaltigen Kaffee zunehmend mit entkoffeiniertem Kaffee oder Ihren schwarzen Tee mit geeigneten Kräutern. Grobe Richtlinie: Wenn Sie mehr als ein paar Tassen Kaffee am Tag trinken, mischen Sie ihn halb und halb mit entkoffeiniertem!
Achten Sie auch darauf, dass Ihr Kaffee ohne den Einsatz bedenklicher Chemikalien entkoffeiniert wurde.

Paleo-Puristen bemühen sich, dass sie möglichst neun Stunden Schlaf pro Nacht bekommen. Klingt doch herrlich, oder? Sie schlafen nicht nur richtig schön aus, sondern Sie brauchen auch keinen Wecker mehr, weil Ihr Körper am Morgen einfach von selbst aufwacht.

Jetzt frage ich Sie: Kann das so schwer sein, sich an ein Leben zu gewöhnen, in dem es Schinken, Butter, Massagen, ein angenehmes Maß an Bewegung und wirklich erholsamen Schlaf gibt? Nein, eigentlich nicht, oder?

Im nächsten Schritt schauen wir uns die Ausrüstung Ihrer Küche an.

3
Was Sie in der Küche brauchen

Zu den ganz wichtigen Voraussetzungen eines Lebens nach Paleo-Gesichtspunkten gehört es, dass in Ihrer Küche ein gutes Arbeitsklima herrscht. Gute Ernährung ist das A und O der Gesundheit, aber bevor Sie etwas Gutes zu essen bekommen, müssen Sie es erst einmal einkaufen, lagern, zubereiten und kochen. Dafür muss Ihre Küche richtig ausgestattet sein, der Arbeitsbereich Ihnen entsprechen und gute Lagerbedingungen gegeben sein. Ich habe selbst erlebt, dass eine schlecht ausgestattete Küche auch die besten Absichten zunichtemacht. Von Freunden und Kunden bekomme ich Geschichten zu hören, die zum Heulen sind, weil die Leute es irgendwie nicht schaffen, ihre Küche wirklich funktionsfähig zu machen. Soweit ich sehen kann, hat dieser Zustand oft mit zu viel Krimskrams zu tun, der einem ständig im Weg ist. Es herrscht keine Ordnung. In den Schränken drängen sich nach fünfzehn Jahren noch die unbenutzten Hochzeitsgeschenke, die damals schon nichts taugten. Dazu die ganzen Aufbewahrungsdosen, die nichts außer sich selbst aufbewahren, weil sie keine Deckel mehr haben.

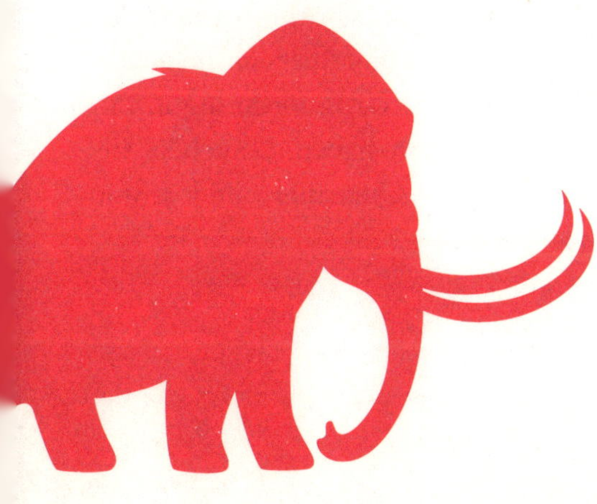

Mit einem ganz kurzen Quiz können Sie ermitteln, ob Ihre Küche arbeitstauglich ist:

Stehen auf den Regalen und auch sonst überall einheitliche Behältnisse in unterschiedlichen Größen für Mehl, Zucker und Kaffee, die längst abgelaufen sind?
Gibt es Gerätschaften wie einen Brotbackautomaten und eine Nudelmaschine, die nur Platz wegnehmen, aber nie benutzt werden?
Wenn Sie den Schrank mit den Aufbewahrungsbehältern öffnen, kommen sie Ihnen dann schon munter entgegen?

Wenn Sie auch nur eine der Fragen mit Ja beantwortet haben, wird es Zeit für radikale Entrümpelung und Neuformierung Ihrer Küche. Hier soll es künftig flott zur Sache gehen, und da brauchen Sie Platz und die richtigen Utensilien in praktischer Anordnung. Dieser Schritt allein kann schon eine Revolution bedeuten.

Weshalb meiden manche Menschen die Küche so bemüht? Weshalb wollen wir die Dinge ständig vereinfachen, bequemer, weniger aufwendig gestalten? Selbstverständlich liebe ich vereinfachende Patentlösungen wie jeder Koch, aber ich glaube auch, dass mit Sorgfalt zubereitetes Essen ein Vergnügen ganz eigener Art ist.

Nicht dass wir alle faul wären, aber wir haben uns von der Lebensmittelindustrie verschaukeln lassen. Wir sind so darauf eingeschworen, Zeit zu sparen, dass wir zu industriell hergestellter Massenware greifen, und so kommt es zu kulinarischen Kreationen, bei denen unter anderem Dosensuppen verwendet werden.

Was einmal wirklich nährend war, wurde von der Nahrungsmittelindustrie vereinnahmt, und jetzt verkauft sie uns Nahrungsmittel, die diesen Namen nicht verdient haben.

Die meisten Leute empfinden die Zubereitung des Essens als lästige Pflichtübung oder Schlimmeres. Dabei steckt so unendlich viel Gutes in dieser täglichen Verrichtung. Was Sie mit Ihrem redlich verdienten Geld erwerben, kann unter Ihren Händen etwas werden, was Ihre Gesundheit und die Ihrer Familie auf eine ganz neue Basis stellt. Im Grunde müsste man sagen: Wie toll, dass wir die Möglichkeit haben, Mahlzeiten zuzubereiten, die uns gesunden lassen und den Lauf unseres Schicksals ändern!

Unsere Nahrung sollte unsere Medizin sein, wie Hippokrates schon vor so vielen Jahrhunderten gesagt hat. Diese Haltung können wir uns heute wieder aneignen und die Küche zu einem Ort machen, den wir in Ehren halten: durch die Art, wie wir uns dort aufhalten, durch die Nahrungsmittel und den Umgang mit ihnen, letztlich durch die gemeinsamen Mahlzeiten mit den liebsten Menschen in unserem Leben.

An den Anfang stellen Sie am besten den Gedanken, dass Sie einen benutzbaren Arbeitsplatz brauchen werden, weil hier künftig ausgiebig gekocht werden soll. Machen Sie also das Beste aus dem, was Sie haben. Vergleichen Sie Ihre Küche nicht mit anderen, das ist Zeit- und Kraftverschwendung. Räumen Sie die Arbeitsflächen, so gut es geht, frei, es soll nur das bleiben, was Sie wirklich benutzen. Das sind bei mir beispielsweise die Kaffeemaschine, der Hochleistungsmixer und der Schongarer, auch unter Slowcooker bekannt. Ich habe eine wunderbar geräumige Küche mit großer Kochinsel, die durchaus etwas mehr an Dekoration und Gerätschaften verkraften würde, aber mir reichen die wenigen Hilfsmittel. Das ist mein Reich, das ich sehr schätze, und hier bereite ich mit Liebe all das zu, was meine Familie und meine Freunde sich dann schmecken lassen. Die Arbeit in der Küche macht mir umso mehr Spaß, je ordentlicher und übersichtlicher alles ist. Wenn Sie eine Grundordnung in Ihrer Küche hergestellt haben, brauchen Sie nur noch ein paar Utensilien, und schon kann es losgehen.

Was in der Paleo-Küche nicht fehlen darf

Gute Messer. Bei Messern bin ich ziemlich pingelig, schließlich sind sie die am häufigsten verwendeten Werkzeuge in der Küche. Eine Grundausstattung braucht man auf jeden Fall: Dazu gehören mehrere gut schneidende Küchenmesser in unterschiedlichen Größen zum Schneiden und Hacken. Schön zu haben, aber nicht unbedingt notwendig sind Ausbeinmesser und Tranchiermesser für den gelegentlichen Braten oder ein Tomatenmesser. Ist Ihnen aufgefallen, dass das Brotmesser unerwähnt bleibt? Ein Messer mit Säge oder Zackenschliff ist entbehrlich, wenn Sie die Schneide bei jedem Gebrauch nachschleifen – das ist einfach Gewöhnungssache und dann keine Mühe mehr.

Feinreibe. Eine Feinreibe mit lasergeschärften Mikroklingen bekommen Sie im Küchenfachhandel. Man kann damit Zitronenschale abreiben, Muskat und sogar dunkle Schokolade reiben.

Knoblauchpresse. Weil das Knoblauchhacken eine ziemlich klebrige und übelriechende Angelegenheit ist, bevorzuge ich die Knoblauchpresse.

Rührschüsseln. Als Paleoista braucht man einen Satz Edelstahl-Rührschüsseln mit Teilstrichskala. In der kleinen Schüssel können Sie Eier schlagen, in der mittleren einen schnellen Krautsalat kreieren und in der großen den Hackbraten kneten.

Messbecher. Sie brauchen Messbecher für Flüssigkeiten und feste Zutaten.

Küchenschere. Ich habe zwei Küchenscheren, die ständig in Benutzung sind. Mit der einen zerkleinere ich zum Beispiel Hühnerfleisch und Schinken, mit der anderen Kräuter und Dosentomaten. Artischockenblätter kann man damit auch stutzen.

Küchenzangen. Die verwende ich zu allen möglichen Zwecken, zum Beispiel um Fleisch zu wenden oder auch bei der Zubereitung von gedünstetem Knoblauch-Spinat und anderem Grünzeug.

Edelstahl-Kochgeschirr mit Kupferboden. Ich liebe Pfannen: große und kleine, hohe und flache, vor allem die mit schrägen Wandungen. Die Anschaffung einer kleinen Auswahl ist sehr zu empfehlen, weil Sie in der Küche immer wieder unterschiedliche Größen brauchen.

Suppentöpfe. Auch hier ist die Anschaffung von unterschiedlich großen Töpfen ratsam. Sie können Suppen in großen Mengen zubereiten, portionsweise einfrieren und haben immer etwas zur Hand.

Stieltöpfe. Ein paar Stieltöpfe (Kasserollen) in abgestuften Größen werden Sie ebenfalls für alle möglichen größeren und kleineren Arbeitsgänge benötigen.

Schongarer und Mixer

Vom Schongarer oder Slowcooker war schon die Rede. Er ist in der Paleo-Küche ein nützlicher Helfer. Er braucht nicht viel Platz, kocht uns aber diese nährstoffreichen Knochenbrühen, die auch Sie lieben lernen werden – ganz abgesehen von den grandiosen Eintöpfen und wunderbaren Suppen, die er ebenfalls zaubert. Sie werden die Vielseitigkeit dieses kleinen Helfers vor allem im Sommer zu schätzen wissen, wenn der Gedanke, den Backofen anzuwerfen, keinerlei Begeisterung auslöst. Die Aufgabe, eine Süßkartoffel oder Schichtgemüse zu »backen«, übernimmt dann unauffällig und ohne viel äußere Wärmeabgabe der Schongarer.

Mein Lieblings-Smoothie am Morgen stellt nicht nur eine kleine Abweichung von den Paleo-Prinzipien dar, sondern benötigt auch einen ordentlichen Mixer. Kaufen Sie sich einen guten Hochleistungsmixer mit mindestens 900 Watt. So etwas kostet zwar richtig Geld, macht sich aber über kurz oder lang bezahlt. Um aber auf meinen Smoothie zurückzukommen: Die volle Wahrheit ist die, dass ich dafür sogar Erbsenprotein verwende. Natürlich handelt es sich nur um das isolierte Eiweiß, das nicht die typischen Nebenwirkungen von Hülsenfrüchten hat. Es ist einfach so, dass ich furchtbar gern Smoothies trinke und die marktüblichen Eiweißpulver unbefriedigend finde. Deshalb habe ich mir für meine täglichen Mixgetränke selbst etwas aus Chlorella-, Erbsen- und Kartoffeleiweiß gemixt, da hier die Gefahr allergischer Reaktionen gering ist. Jedenfalls ist meine Mischung frei von Soja, Eiern, Erdnüssen, Milchbestandteilen und Gluten, sie enthält nichts Künstliches und keinen Fruchtzucker. Jeden Tag bereite ich mir im Mixer etwas daraus zu, und es ist kein Problem, die Geschmacksnote beispielsweise mit Vanille oder Schokolade oder in Richtung Chai abzuwandeln. Mir wird das nie zu langweilig, und ich empfinde es als zutiefst befriedigend, meinen Körper so einfach mit allem versorgen zu können, bevor ich aus dem Haus gehe.

So ein Hochleistungsmixer ist ein wahres Arbeitspferd, er macht zum Beispiel Cremesuppen im Handumdrehen, Paleo-Mayonnaise, Nussmus und vieles mehr.

4

Paleo-Vorräte für Speisekammer, Kühlschrank und Gefriertruhe

Ich beschäftige mich nun schon ein paar Jahre mit dieser Thematik. Speisekammern, Kühlschränke und Tiefkühlgeräte zu befüllen gehört zu meinen Spezialitäten. Sicher hat mein Mantra – »Ein gut ausgestatteter Vorratsschrank ist der beste Freund des Kochs« – inzwischen ein bisschen an Glanz verloren, aber an der Grundaussage hat sich nichts geändert. Ist es nicht toll, einfach in den Schrank, den Kühlschrank, die Tiefkühltruhe zu greifen, alles Benötigte hervorzaubern und ein sagenhaftes Essen zubereiten zu können, ohne erst noch das Fehlende einkaufen zu müssen?

Sorgfältige Vorratshaltung, das macht man nicht einfach für den »Fall der Fälle«, sondern man gewöhnt es sich als wöchentliche Routine an, schließlich möchten Sie mit minimalem Stress Nahrhaftes und Köstliches für sich und Ihre Familie auf den Tisch bringen. Wenn nichts vorbereitet wurde, sind Sie ständig in Richtung Supermarkt unterwegs, was bestimmt keine Zeit spart und Benzin erst recht nicht.

Eine Speisekammer oder ein Vorratsschrank kommt Ihnen und Ihrer Familie zugute und sollte unbedingt vorhanden sein. Und Vorratshaltung ist eine Kunst, die Sie beherrschen sollten.

Die »Basics« der Paleo-Vorratshaltung sind Gemüse, Fleisch, Fisch, Geflügel und Eier, abgerundet mit ein paar Beeren und hier und da etwas Obst.

Weiterhin brauchen Sie natürlich all die wunderbaren Sachen, die erst die volle Koch-Alchemie ermöglichen, zum Beispiel Kokosmilch, Ghee, Nüsse, Gewürze, Butter. Apropos Butter. Wenn Sie sich für Simply Paleo entscheiden, steht Butter eindeutig auf Ihrer Positivliste.

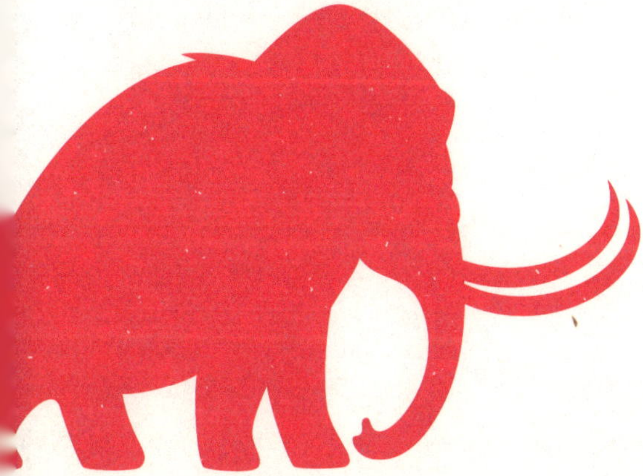

BESSER MIT BUTTER

Weil es sich bei der Verwendung von **Butter** um eine Abweichung von der Paleo-Regel handelt, die besagt, dass Milchprodukte zu meiden sind, will ich noch ein paar Worte dazu verlieren. Eigentlich ist Butter einfach ein tierisches Fett – aber es ist ein ganz besonderes Fett mit einem Nährstoffprofil, das Sie sonst nirgendwo finden. Tatsächlich rumort es in der Ernährungswelt, und man munkelt bereits, dass Butter (von Weidevieh) gerade als neues Superfood am Horizont aufgeht. In der Tat dürfte Butter die denkbar beste Dekoration für Ihr gedämpftes Gemüse sein. Hier ein Überblick über das, was Butter zum Superstar macht:

- **Konjugierte Linolsäure.** Dieser Inhaltsstoff ist als entzündungshemmend bekannt und wirkt außerdem gegen Krebs.
- **Buttersäure** (wissenschaftlich Butansäure). Diese sehr einfach gebaute Fettsäure bewirkt eine deutliche Erhöhung der sogenannten Insulinsensitivität (was gut für den Zuckerstoffwechsel ist), sie wirkt außerdem entzündungshemmend, gegen Krebs und unterstützt die Stressbewältigung.
- **Betakarotin.** Bei diesem Vertreter der großen Familie der Karotine handelt es sich um die wichtigste Vorstufe von Vitamin A, das wir für gesunde Haut, Haare und Nägel brauchen. Betakarotin verlangsamt den altersbedingten Abbau der kognitiven Funktionen und ist ein erstklassiger Radikalenfänger.
- **Vitamin K_2.** Dieses Vitamin besitzt die Fähigkeit, bestimmte von den Vitaminen A und D gebildete Proteine an Phosphor und Kalzium zu binden, die in unserer Nahrung enthalten sind. So landen diese Proteine nutzbringend in unseren Knochen und Zähnen und lagern sich nicht in unseren Arterien ab. Vitamin K_2 bietet demnach Schutz vor Arteriosklerose.

Ein Hoch also auf die Butter. Lassen Sie heute eine schöne Portion auf Ihrem Gemüse zergehen.

Paleo-Vorratslisten

Im Folgenden liste ich Ihnen Lebensmittel auf, die Sie dauerhaft auf Vorrat in der Speisekammer, im Kühlschrank und in einem Gefrierschrank haben sollten. Verderbliches, das sich nicht einfrieren lässt, können Sie natürlich nicht bevorraten. Ansonsten lagern Sie von allem nachfolgend Genannten so viel, wie Sie unterbringen können.

VORRÄTE IN DER SPEISEKAMMER

Nüsse:
Walnüsse, Cashewkerne, Mandeln, Paranüsse, Haselnüsse, Pinienkerne, Macadamianüsse, Pekannüsse, Pistazien … Erdnüsse gehören nicht dazu, denn das sind Hülsenfrüchte.

Kerne:
Kürbis-, Sonnenblumenkerne, Chiasamen, Sesamsamen

Nuss- und Kernmus:
Mandel-, Macadamia- und Sonnenblumenkernmus

Honig:
regionaler Herkunft und naturbelassen, also ohne Wärmeschädigung und sonstige Veränderungen

Trockenfrüchte:
Rosinen, Johannisbeeren, Aprikosen, Kakao-Nibs, Kokosflocken (ungesüßt)

In Dosen, Gläsern oder anderweitig steril Verpacktes:
Tomaten in jeder Form (sofern Sie nicht empfindlich auf Nachtschattengewächse reagieren), Hühner- und Rinderfond (nur für den Notfall, wenn Sie keine Knochenbrühe zur Verfügung haben), Anchovispaste, Sardinen, Kürbis, Oliven, Coconut Aminos oder Soja-Soße, Senf, Ghee, Kokosmilch in der Dose, abgepacktes Kokosnussfleisch, Mandel- und Hanfmilch, Kokoswasser, Salsa, Chipotles (geräucherte Jalapeño-Paprikas, getrocknet oder in der Dose)

Tee:
grüner, schwarzer und weißer Tee

Öl:
Walnuss-, Macadamia-, Sesam-, Kokos-, Avocadoöl

Essig:
Balsamico-, weißer Balsamico-Essig, Reis-, Apfel-, Rotweinessig

Kräuter und Gewürze:
Basilikum, Thymian, Majoran, Oregano, Muskat, Pfefferkörner, Salz, Knoblauch- und Zwiebelpulver, Currypulver, Cayennepfeffer, Rosmarin, Salbei, Dill, Fenchel, Kreuzkümmel, Koriander, Zimt, Lorbeerblätter, Ingwer, Kräuter der Provence

Paleo-freundliche Mehle und Verdickungsmittel:
Kokosmehl, Mandelmehl (aus geschälten und ungeschälten Mandeln), Pfeilwurzelmehl, Tapiokastärke

Sirup:
Melasse, reiner Ahornsirup

Zum Naschen:
dunkle Schokolade

VORRÄTE IM KÜHLSCHRANK

Eier:
von freilaufenden Hühnern

Milch:
Kokos- und Mandelmilch (beide ungesüßt)

Getränke:
Mineralwasser, grüner Tee, gefiltertes Wasser, Wein

Würzmittel:
Senf, Sauerkraut, Eingelegtes, Oliven, Meerrettich, Wasabi, Tabasco, Worcester-Soße, fermentierte asiatische Fischsoße

Milchprodukte:
Was an Milchprodukten in Ihren Kühlschrank kommt, sollte unbedingt gute Qualität haben – Rohmilch, griechischer Joghurt Natur, Kefir und reichlich Butter von Weidevieh. Rohmilch von gesundem Weidevieh ist sicher unbedenklich, sofern sie sorgsam behandelt und aufbewahrt wird. Und natürlich Ghee, das ist geklärte Butter, von der beim vorsichtigen Erhitzen alle festen Bestandteile abgeschöpft wurden – zurück bleibt reines köstliches Gold.

Kaffee:
Wie gut, dass es heute zunehmend kleine Röstereien gibt, die kleine Mengen feinsten Hochlandkaffees in aller Welt kaufen und mit viel Fingerspitzengefühl rösten. Diese Kostbarkeiten bewahren im Kühlschrank länger ihr Aroma, vor allem wenn Sie ganze Bohnen kaufen und sie selbst nach Bedarf frisch mahlen.

VORRÄTE IN DER TIEFKÜHLTRUHE

Verderbliches, das Sie nicht gleich verbrauchen oder kurzzeitig im Kühlschrank aufbewahren, frieren Sie am besten ein.

Rind:
Suppenfleisch, Querrippe (Leiterstück), Hackfleisch, Braten, Steaks – was Sie mögen.

Schwein:
Alles, was Ihnen vorschwebt, auch Schinken, aber ohne Pökelsalz.

Huhn, Hähnchen:
Ganz oder in Teilen.

Fisch:
sollte grundsätzlich aus nachhaltiger Fischerei stammen, nicht aus Zuchtbetrieben.

KOKOSNUSS

In der Paleo-Küche spielt die Kokosnuss eine besondere Rolle. Aus dieser Frucht lassen sich einige Zutaten herstellen.

Kokoscreme

Bei dieser Köstlichkeit handelt es sich um eingedickte Kokosmilch. Die Natur stellt uns so viele Leckereien bereit, nur leider sind viele mit dem Beginn der industriellen Verarbeitung und der Einführung des raffinierten Zuckers in Vergessenheit geraten.

Die Kokosnuss ist sehr fett, aber ihre Fette dienen unserem Körper als Brennstoff und werden nicht als Fettreserve abgelagert.

Kokosöl

Kokosöl ist ein Wunderstoff. Bei mittlerer Raumtemperatur bleibt es fest, wenn es wärmer wird, verflüssigt es sich. Es ist in beiden Formen gut haltbar und kann viele Male von fest zu flüssig und zurück wechseln, ohne dass seine Qualität leidet.

Mit Kokosöl können Sie dünsten, backen und sogar Ihre Haut befeuchten. Es gibt Hunderte Anwendungen für dieses Öl, von den trockenen Lippen bis zum Milchschorf.

Kokosnussbutter

Hierbei handelt es sich um ein cremiges Konzentrat von Kokosnussfleisch (Kopra). Das Fleisch wird getrocknet und dann zu einer cremigen Masse verarbeitet. Es wird nichts hinzugefügt, nicht einmal Wasser, und das Ergebnis ist absolut köstlich.

Sie können Kokosnussbutter mit Wasser zu Kokosmilch strecken, statt Sahne in den Kaffee geben sowie als Dip oder anstelle von Erdnussmus verwenden. Sie finden Kokosnussbutter zum Beispiel im Bioladen, oder Sie machen sie einfach selbst: Verarbeiten Sie ungesüßte Kokosnuss in der Küchenmaschine oder im Hochleistungsmixer zu einer glatten Masse.

Kokosmilch

Kokosmilch ist heute ganz leicht zu bekommen. Sie können sie im Karton und in der Dose kaufen, dünnere und dickere Sorten. Zum Kaffee nehme ich heute flüssige Kokosmilch statt Kuhmilch. Die dickere und kalorienreichere Kokosmilch verwende ich gern in Currys und Suppen.

Kokosnuss ist nicht nur lecker, sondern auch reich an Nährstoffen – zum Beispiel Eisen, Vitamin C, Kupfer und Mangan.

Knochen:
von Huhn, Rind, Lamm und Schwein aus ökologischer Freilandhaltung. Knochen sind günstig zu kaufen und werden künftig zu Ihren besonders gesunden Lebensmitteln gehören – in der Form von Knochenbrühe (mehr zu diesem Elixier und seiner Verwendung später).

Beeren:
Heidelbeeren, Himbeeren, Brombeeren, Kirschen, Granatapfelkerne, Cranberrys.

Gemüse (in Bioqualität):
Brokkoli, grüne Bohnen, Perlzwiebeln, Lauchstangen, Paprikastreifen (wenn Sie Nachtschattengewächse vertragen), Blumenkohl, Spinat, dunkelgrünes Blattgemüse, Grünkohl, Karotten, Knoblauch.

GHEE

Für viele Rezepte dieses Buchs brauchen Sie Ghee, das zur Grundausstattung einer Paleo-Küche gehört.
Ghee ist eine Wohltat, und der Geschmack ist großartig!
Sie können Ghee kaufen, aber es auch ganz leicht selbst herstellen. Sie brauchen nur Butter (am besten von Weidevieh) und zum Erwärmen einen Topf.
Geben Sie vier Päckchen Butter (à 250 Gramm) in den Topf, und lassen Sie die Butter bei niedriger Hitze schmelzen.
Schöpfen Sie den Schaum von der Oberfläche der geschmolzenen Butter ab. Was sich am Boden und an den Wänden des Geräts abgesetzt hat, lassen Sie bitte einfach dort. Es handelt sich um angebrannte Milchbestandteile, die nicht in Ihr Ghee sollen.
Sobald das geschmolzene Fett nur noch mäßig warm ist, gießen Sie es durch ein Seihtuch in ein Glas oder ein anderes hitzebeständiges Gefäß. Sie können Ghee im Kühlschrank aufbewahren, es darf aber auch einfach im Regal stehen.

Einkaufen

Da Sie jetzt eine umfangreiche Liste haben, fragen Sie sich vielleicht, wo Sie das alles bekommen. Es gibt eine Reihe von guten Quellen, auch online, und natürlich können Sie manches selber machen, um die Kosten möglichst gering zu halten.

Fangen wir mit den Dingen an, die Sie auf dem örtlichen Markt einkaufen können oder mit der Ökokiste regelmäßig ins Haus geliefert bekommen.

Auf dem Markt müssen Sie lediglich darauf achten, dass Sie frische Produkte der Saison erwerben und Kürbis, Süßkartoffeln und dergleichen nur in kleinen Mengen einkaufen. Bei der Ökokiste gibt es verschiedene Modelle: Sie können die Zusammenstellung der Händlergemeinschaft überlassen, dann bekommen Sie überwiegend das, was gerade geerntet wird. Es gibt aber auch die Möglichkeit, Ihre Kiste von Woche zu Woche individuell zusammenzustellen.

Eine weitere gute Adresse ist der Bioladen, aber natürlich können Sie Ihr Obst und Gemüse auch im Supermarkt kaufen. Ich möchte Ihnen nur empfehlen, sich möglichst weitgehend biologisch zu ernähren, und das ist natürlich im Supermarkt nicht ganz so einfach.

Der Markttag ist für mich immer wie ein großes Abenteuer. Ich kenne keinen fröhlicheren und bunteren Ort auf der Welt. All die frisch geernteten Dinge aus der Region, einfach himmlisch! Ich kaufe, was mir an Köstlichkeiten ins Auge fällt, außerdem bekomme ich hier auch meine Eier und mein Fleisch von Tieren, die sich frei bewegen dürfen und sich von dem ernähren, was sie draußen finden. Und wenn Sie sich hier mit Fleisch eindecken, bekommen Sie nebenbei auch noch sehr günstig die Knochen, die Sie für Ihre umwerfenden Brühen benötigen werden.

Der Supermarkt bietet Ihnen alles ein wenig billiger, vor allem wenn es sich um größere Gebinde handelt, deshalb kann es günstig sein, größere Mengen an Gemüse – etwa Karotten, Zwiebeln und Sellerie – hier zu kaufen. Sie finden im Laden auch abgepackten jungen Spinat, abgepackte Salatmischungen und Packungen mit jungem Blattgrün wie Mangold und Grünkohl. Halten Sie in Ihrer Küche immer Grünes griffbereit. Ich entsafte es gern, wenn es vom Markt stammt, und das aus dem Supermarkt wird mit massenhaft Knoblauch in Ghee gedünstet. Lecker!

Nüsse, Trockenfrüchte und Paleo-Mehle sollten Sie aus Kostengründen in größeren Gebinden einkaufen. Pfannkuchen und Obstkuchen sollen ja nicht einfach gestrichen werden, nur weil Sie jetzt Ihr Leben umstellen. Sie müssen nur eben die notwendigen alternativen Zutaten im Haus haben, um Ihrer Familie neue Abwandlungen der alten Lieblingsgerichte bieten zu können.

TIERHALTUNG IM GARTEN

Es mag zu aufwendig oder nicht mit dem Ordnungsrecht vereinbar sein, eine Kuh im Garten zu halten, aber bei Hühnern sieht die Sache schon anders aus. In Nordamerika wird es gerade zu einer Art Mode, und der Handel mit Hühnerställen blüht bereits.

Ich habe die Sache mit den Hühnern selbst ausprobiert und kann Ihnen sagen, dass es zwar ein bisschen arbeitsaufwendig ist. Aber die Eier sind die Mühe wert, Ihre Hühner täglich gut zu versorgen.

Ganz frische Eier von freilaufenden Hühnern sind jedenfalls sehr wichtig in der Paleo-Ernährung. Sie sind einfach viel nahrhafter als Eier aus der Legebatterie. Dort bekommen die Hühner nämlich Getreide und Soja, während freilaufende Hühner überwiegend von dem leben, was sie aus dem Boden scharren – und so sollte es ja sein.

Paleo-Würzzutaten selbst gemacht

Wenn Sie in Richtung Paleo umschwenken, werden Sie feststellen, dass die vertrauten Würzzutaten, die immer auf dem Einkaufszettel standen, einfach nicht mehr in Frage kommen. Ein Blick auf die Flasche Ketchup und die Liste der grausigen Zutaten dürfte genügen. Hätten Sie gedacht, dass da Maissirup mit hohem Fruktosegehalt drinsteckt?

Mayonnaise können Sie auch nicht mehr nehmen, die besteht gern aus Raps- oder Sojaöl, und man kann nie ganz sicher sein, ob nicht transgene Sorten mit von der Partie sind. Fertige Salatdressings? Können Sie ebenfalls vergessen. Da kaufen Sie zweifelhafte Öle, Hilfsstoffe und Konservierungsmittel mit jeder Packung.

Aber ich kann Sie beruhigen, Sie können das alles ohne großen Aufwand selbst machen.

Zutaten
Tomaten
Essig
Honig und andere Gewürze
1 Dose Tomatenmark
Salz und Pfeffer
Wasser

PALEO-KETCHUP

Dazu brauchen Sie nichts als Tomaten, etwas Essig, etwas zum Süßen, beispielsweise Honig, und ein paar Gewürze. Experimentieren Sie ein bisschen, bis die Mischung für Ihre Familie stimmt.
Was bei mir immer funktioniert: Eine Dose Tomatenmark mit einem Klecks Honig, etwas Apfelessig und je einer Prise Zwiebelpulver, Knoblauchpulver und Piment vermengen, dazu etwas Salz und Pfeffer hinzugeben.
Rühren Sie das Ganze mit etwas Wasser an, um es dann aufzukochen und ein wenig köcheln zu lassen, bis es wie Ketchup aussieht.

Zutaten
2 EL Senfpulver
60 ml Wasser
Salz

PALEO-SENF

Senf ist noch einfacher als Ketchup.
Mischen Sie 2 EL Senfpulver mit ca. 60 ml Wasser an, dazu eine Prise Salz – und fertig ist der Paleo-Senf.

PALEO-MAYONNAISE

Hobbyköche weltweit fürchten die Herstellung von Mayonnaise. Das kann auch wirklich knifflig sein. Wenn Sie das Öl zu schnell zugießen, kann es sein, dass Ihre Mayonnaise auseinanderfällt. Aber mit wirklich guten Zutaten und etwas Geduld wird es Ihnen gelingen, eine schmackhafte und gesunde Mayonnaise herzustellen.

Für den Anfang empfehle ich den Gebrauch eines Stabmixers, aber ein Schneebesen oder die Küchenmaschine tun es auch. Für 240 ml Mayonnaise brauchen Sie ein Ei aus dem Kühlschrank, eine zimmerwarme Zitrone, eine Prise Senfpulver und 120 ml helles Öl. Das kann mildes Olivenöl, Avocadoöl oder Macadamiaöl sein – was Ihnen am besten schmeckt.

Schlagen Sie das Ei in eine Rührschüssel, und fügen Sie den Saft einer halben Zitrone sowie das Senfpulver hinzu. Jetzt setzen Sie den Stabmixer ein und fügen tropfenweise Öl hinzu, bis die Sache eine dicke Konsistenz anzunehmen beginnt, und von da an können Sie das Öl langsam einlaufen lassen.

Sobald Sie das Gefühl haben, dass es sich um dicke und cremige Mayonnaise handelt, hören Sie sofort auf. Mayonnaise, die zu lange gerührt wird, zerfällt wieder und ist dann suppig und unbrauchbar. Ihre Mayo hält sich im Kühlschrank etwa eine Woche.

Zutaten

1 Ei

1 Zitrone (zimmerwarm)

1 Prise Senfpulver

120 ml Öl

Zutaten

320 g Roma-Tomaten, gewürfelt
1 kleine rote Zwiebel, gewürfelt
60 g Gurke, gewürfelt
1 Handvoll frischer Dill, fein geschnitten
2 EL Balsamico-Essig
3 EL Zitronensaft
3 EL Olivenöl
Salz und Pfeffer nach Geschmack

PALEO-RELISH MIT TOMATEN UND DILL

Relish – der Name sagt bereits, dass es sich um eine Spezialität aus dem englischen Sprachraum handelt. Ein Relish besteht aus fein gewürfeltem Obst und/oder Gemüse und wird mit Essig, Kräutern, Gewürzen und eventuell einem Süßungsmittel abgeschmeckt.

Ein Relish soll einer Mahlzeit die besondere Note geben. Sie kennen vielleicht Hot-Dog-Relish und andere Fertigprodukte, aber ein Relish darf genau so sein, wie Sie es gerade möchten.

Vermengen Sie eine Handvoll gewürfelte Gurke mit fein geschnittenem frischem Dill und Ihrem Lieblingsessig, dazu etwas Zitronensaft, Olivenöl, Salz und Pfeffer und was Ihnen sonst noch vorschwebt, bis der Geschmack genau der Eingebung des Augenblicks entspricht.

Links stehen die Zutaten für ein Tomaten-Relish, das wunderbar zu Fisch passt.

PALEO-SALSA

Ihre eigene Salsa herstellen, das ist so leicht wie Gemüse würfeln.
Als Grundzutaten brauchen Sie Roma-Tomaten, Zwiebeln, Paprika, Jalapeño-Paprika, Limettensaft, Salz und Koriander. Schmecken Sie immer wieder ab, bis die Mischung stimmt. Und wenn die Grundrezeptur einmal sitzt, können Sie Ihrer Kreativität freien Lauf lassen. Sie teilen Ihre Salsa einfach in kleine Portionen, die Sie dann von Fall zu Fall mit allem erweitern, was Ihnen so einfällt – Avocado, Mango, Erdbeeren, Ananas, schwarze Bohnen. Ihrer Fantasie sind keine Grenzen gesetzt.
Schön ist auch, dass sich Salsa gut einfrieren lässt. Frieren Sie sie portionsweise ein, groß genug für jeweils eine Mahlzeit.

Zutaten
Roma-Tomaten
Zwiebeln
Paprika
Jalapeño-Paprika
Limettensaft
Salz
Koriander

Da Sie jetzt wissen, was Sie alles bevorraten müssen, sehen wir uns im nächsten Kapitel einmal an, wie und weshalb Sie das alles essen.

5
Obst und Gemüse in der Steinzeitkost

Sosehr Paleo inzwischen in aller Munde ist, so hält sich auch hartnäckig das Gerücht, dass tagelang pfundweise Fleisch gegessen wird, was nicht zutrifft. Sicher, wir essen Fleisch, aber Gemüse spielt in unserer Ernährung ebenfalls eine bedeutende Rolle. Ich finde sogar, dass Veganer und Paleoistas gar nicht so weit voneinander entfernt sind. Wir essen tierische Nahrungsmittel, und Veganer versuchen stattdessen, mit Getreide und Hülsenfrüchten zurechtzukommen, aber wir stimmen darin überein, dass ein Großteil unserer Ernährung aus Gemüse mit seiner hohen Nährstoffdichte bestehen sollte.

Unsere frühen Vorfahren haben ohne Zweifel Fleisch gegessen, aber sie waren nicht ausschließlich Jäger, sondern vor allem Sammler. Was sie auf diesem Wege erbeuteten, machte einen größeren Anteil ihrer Nahrung aus als das Fleisch. Nahrung zu beschaffen war in der Frühzeit immer aufwendig und gefährlich, und man aß einfach das, was es gerade gab. Auf ausgewogene Ernährung legte man keinen besonderen Wert, und so gab es nach großem Jagdglück vielleicht tagelang Eiweißkost, dann vielleicht eine Woche lang überhaupt kein Fleisch, sondern nur das, was sich pflücken oder an Wurzelgemüse ausgraben ließ.

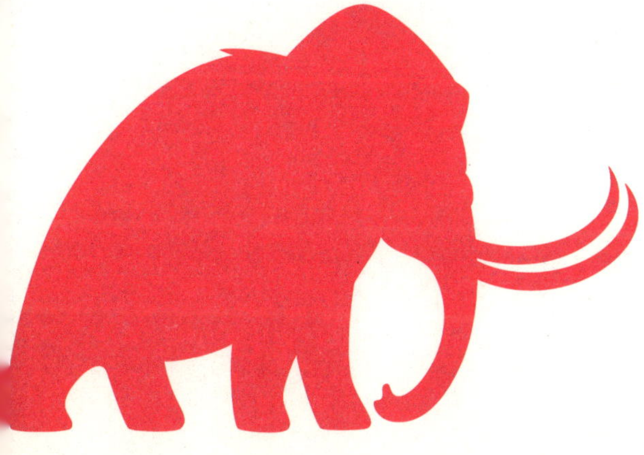

SQUARE-FOOT-GARDENING: GÄRTNERN AUF KLEINSTEM RAUM

Es gibt keinen guten Grund, seine Nahrung nicht zumindest teilweise selbst anzubauen. Wo Sie auch leben und wie grün (oder eben nicht) Ihr Daumen auch sein mag, mit einem Beet von etwa einem Quadratmeter oder etwas mehr kommen Sie auf jeden Fall klar.

Mit dem wachsenden Bewusstsein für Lebensmittel aus regionaler Erzeugung wird das »Urban Gardening« und insbesondere das Gärtnern auf kleinem Raum immer beliebter. Stadtbewohner mit so gut wie nichts an Anbaufläche bauen Essbares auf winzigen Plantagen an, und Landbewohner, die zwar Platz, aber aus beruflichen Gründen keine Zeit für die Bearbeitung eines großen Ertragsgartens haben, ernten von kleinen überschaubaren Karrees herrliches Gemüse.

Sie brauchen für Ihren »Quadratgarten« ein Plätzchen, das sechs bis acht Stunden Sonnenscheindauer pro Tag haben sollte. Es sollten keine Sträucher und Bäume in unmittelbarer Nähe stehen, die Ihr Plätzchen beschatten und deren Wurzeln stören könnten. Bauen Sie aus 15 Zentimeter breiten Brettern einen Rahmen von einer Größe, die für Sie machbar ist. Legen Sie ihn mit Pappe aus, und teilen Sie die Gesamtfläche in Fächer ein. Bewährt hat sich eine Fachgröße von etwa 30 mal 30 Zentimetern (»square foot«). Jetzt befüllen Sie das Ganze noch mit einer Mischung aus Erde, Kompost und Torf, und schon können Sie mit der Bepflanzung beginnen.

Das Schöne an dieser Methode ist, dass man kaum Ärger mit Unkraut hat. Die Schicht aus Pappe (Zeitung tut es notfalls auch) hält von unten durchwachsende Pflanzen ab, und wegen des Rahmens können sie auch nicht von der Seite ins Beet wachsen.

Sie können sich das alles im Internet erarbeiten mit dem Suchbegriff »Square-Foot-Gardening« und werden viele Informationen finden. Bücher zum Thema gibt es ebenfalls reichlich.

Es ist so was von befriedigend, reife Tomaten selbst zu pflücken und knackfrischen, leuchtenden Grünkohl aus dem eigenen Garten zu holen. Es wird Ihnen gefallen.

Ich gehöre nicht zu den Leuten mit romantischen Vorstellungen von der »perfekten« Ernährung unserer Urahnen. Sie hatten sicher ihre Schwierigkeiten, wenn es auch andere waren als die, die wir heutzutage mit Fastfood und Junkfood haben. Sie hörten auf ihren Körper und suchten genau das, was er brauchte, und dafür nahmen sie unter Umständen auch weite Wege in Kauf. Wenn wir unsere Gesundheit spürbar verbessern wollen, gibt es aus meiner Sicht nichts Wirksameres, als unserem Körper mit viel Gemüse die so wichtigen Mikronährstoffe zuzuführen. Für wirklich nahrhafte Steinzeitkost ist das ein ganz wesentlicher Gesichtspunkt, der nicht übersehen werden darf.

Die Ärztin Terry Wahls gehört zu meinen wichtigsten Lehrern. Ihr vielbeachtetes Video über ihren Weg der Heilung von progressiver sekundärer multipler Sklerose durch eine Diät hat mein gesamtes Ernährungsweltbild innerhalb von achtzehn Minuten umgestürzt. Ich habe schon immer an gesunde Ernährung mit vollwertiger Biokost geglaubt und spreche seit zwanzig Jahren sehr engagiert über dieses Thema. Aber die unglaubliche Rede dieser Frau über ihren Weg vom Rollstuhl bis zu einer Fahrradtour von dreißig Kilometern im selben Jahr gab mir Anlass, die Bedeutung unserer Nahrung im Allgemeinen und die Paleo-Ernährung im Besonderen noch einmal ganz neu zu überdenken.

Kernelement der Paleo-Ernährung ist Gemüse, Gemüse, Gemüse. Die Chemie in unserer Nahrung ist zu einem gewaltigen Problem geworden, und deshalb ist es wirklich wichtig, ökologisch erzeugten Nahrungsmitteln den Vorzug zu geben.

Aber wir müssen natürlich auch an alle denken, deren finanzielle Mittel mehr oder weniger stark begrenzt sind. Absoluten Vorrang hat, dass Sie große Mengen Obst und Gemüse pro Tag zu sich nehmen. Die Überlegung, ob auch wirklich jeder Bissen biologisch ist, muss an die zweite Stelle rücken. Es gibt allerdings ein paar Ausnahmen von dieser Regel. Das sind Nahrungsmittel, die erfahrungsgemäß am stärksten mit Pestiziden belastet sind.

Das dreckige Dutzend

Die amerikanische Umweltorganisation Environmental Working Group führt auf ihrer Website www.ewg.org eine jährlich aktualisierte Liste von zwölf Nahrungsmitteln, die erfahrungsgemäß besonders hoch mit Schadstoffen belastet sind, wenn sie aus konventioneller Erzeugung stammen – daher die an den bekannten Filmtitel angelehnte Bezeichnung »the dirty dozen«. Es wird geraten, auf diese Erzeugnisse ganz zu verzichten, wenn man keine biologische Ware bekommen kann. Die Liste ist zwar auf amerikanische Verhältnisse zugeschnitten, aber man darf annehmen, dass die genannten Nahrungsmittel auch anderswo am ehesten überdurchschnittlich hoch belastet sind. Die folgende Liste stellt möglicherweise schon nicht mehr den aktuellen

Stand dar, vergewissern Sie sich also im Internet.

Äpfel.
Ein konventioneller Apfel kann mit bis zu vierzig Pestiziden behaftet sein. Es liegt daran, dass Insekten und Pilze noch mehr auf Äpfel stehen als wir und die Erzeuger in ihren Obstplantagen deshalb mächtig die chemische Keule schwingen müssen. Entsprechend verseucht können auch Apfelsaft und Apfelmus sein, wenn Sie nicht zu Bioware greifen. Wenn diese nicht zu bekommen sind, schneiden Sie wenigstens die Schale weg. Allerdings geht dabei auch ein Großteil der Nährstoffe eines Apfels verloren.

Sellerie.
Auf konventionellem Sellerie sind bis zu sechzig verschiedene Pestizide festgestellt worden. Ist keine Bioware zu bekommen, sollten Sie auf diese knackige Leckerei verzichten.

Erdbeeren.
Auch Erdbeeren sind ganz besonders »gehaltvoll«, was die Agrarchemie angeht, einfach weil sie ebenfalls bei den sogenannten Schädlingen sehr beliebt sind. Wenn keine Bioerdbeeren zu bekommen sind, nehmen Sie andere Beeren.

Pfirsiche.
Auch hier werden bis zu sechzig verschiedene Pestizide eingesetzt. Meiden Sie Pfirsiche, auch in Dosen, wenn sie nicht aus ökologischer Landwirtschaft stammen.

Spinat.
Das Blattgemüse mit dem höchsten Pestizidgehalt ist Spinat. Das gilt übrigens auch für tiefgekühlten Spinat. Kaufen Sie Biospinat, oder weichen Sie auf anderes grünes Blattgemüse aus.

Nektarinen.
Wussten Sie, dass Nektarinen zu den am stärksten kontaminierten Baumfrüchten überhaupt gehören? Sollten Sie also keine Bionektarinen bekommen, kaufen Sie lieber etwas anderes.

Weintrauben.
Trauben aus konventionellem Anbau können eine ziemlich abstoßende Sache sein, über dreißig verschiedene Pestizide werden bei ihrem Anbau eingesetzt. Achten Sie bei Trauben, Rosinen und Wein auf Bioqualität.

Paprika.
Welche Farbe Sie auch wählen, Paprikaschoten aus konventionellem Anbau sind oft mit großen Mengen Agrarchemie behaftet.

Kartoffeln.
Kartoffeln können so hoch belastet sein, dass nicht einmal die Bauern selbst sie essen. Süßkartoffeln aus konventionellem Anbau sind weniger stark belastet und zudem nahrhafter.

Gurken.
Bei Gurken sind nicht nur die Pestizidrückstände zu bedenken, sondern konventionelle Gurken werden auch noch gewachst!

Zuckerschoten.
Diese süßen Schoten der Zuchtform *Pisum sativum var. saccharatum* sind herrlich als Pfannengemüse und im Salat, aber sie können auch erheblich belastet sein. Kaufen Sie Bioware, oder achten Sie zumindest auf einigermaßen vertrauenswürdige Herkunft.

Kirschtomaten.
Kirschtomaten sind noch neu auf der Liste, und dabei sind sie doch so beliebt (bei mir auch)! Man futtert sie einfach so oder freut sich an den Farbtupfern, die sie vielen Gerichten und Salaten verleihen. Achten Sie einfach auf biologische Erzeugung.

Die sauberen Fünfzehn

Es gibt auch eine ganze Reihe Obst- und Gemüsesorten, die erfahrungsgemäß relativ sauber sind, weshalb man hier auch konventionelle Ware kaufen kann. Ich rate trotzdem dazu, auf biologische Erzeugung zu achten (nur bei Avocados und Bananen kann man wegen der dicken Schale darauf verzichten) und alles Obst und Gemüse immer vor dem Verzehr zu waschen. Hier die Liste von **www.ewg.org:**

- Zwiebeln
- Avocados
- Mais**
- Ananas
- Mango
- Spargel
- Zuckerschoten (eine andere Varietät, nämlich *Pisum sativum var. macrocarpon*)
- Weißkohl
- Kiwi
- Auberginen
- Cantaloupe-Melone (Zuckermelone)
- Papaya
- Grapefruit
- Blumenkohl
- Süßkartoffeln

** Wie wir noch sehen werden, ist Mais kein gutes Lebensmittel und sollte nach meiner Meinung gar nicht erst auf dieser Liste erscheinen.

Grüne Säfte

Unsere heutige Ernährung ist in mancherlei Hinsicht nährstoffarm. Obst und Gemüse bieten nicht mehr den Nährstoffgehalt, den sie einmal hatten, weil die Böden ausgelaugt sind und Pestizide und genetische Eingriffe den Pflanzen den Rest geben.
Aber der moderne Mensch ernährt sich nicht nur von minderwertigem Obst und Gemüse, sondern ergänzt diese magere Kost dann noch mit Zucker, Alkohol und Koffein. Sollten Sie rauchen, bekommt Ihr Körper noch mehr Schadstoffe, die ihn belasten. Solche kleinen Angewohnheiten entwerten auch nährstoffreiche Nahrung und zerstören die Vitamine aus Nahrungsergänzungsmitteln, bevor sie etwas für Sie tun können.
Die westliche Normalkost tut unserem Verdauungssystem gar nicht gut, weshalb bei den allermeisten von uns bereits leichte Schädigungen gegeben sind, die unsere Verdauung beeinträchtigen. Wenn Ihre Verdauung nicht so funktioniert, wie sie es von Natur aus soll, geht Ihnen womöglich die Hälfte der in Ihrer Nahrung enthaltenen Stoffe verloren, weil sie nicht absorbiert werden können.
Wenn Sie jeden Tag frische Säfte trinken, ist das ein wahrer Nährstoffsegen für Ihre Zellen, weil die Inhaltsstoffe reiner Säfte vom Körper mühelos aufgenommen werden und praktisch direkt ins Blut gelangen. Gleichzeitig werden Schlacken und Giftstoffe ausgeschwemmt, und bald fühlen Sie sich wie neugeboren.
Ich spreche aber nicht von Obst- und Beerensäften. Ihr Saft soll keine überschüssigen Kohlenhydrate, wenig Zucker enthalten und grün sein.
Sie werden sich also vor allem an Gemüse halten: Grünkohl, Petersilie, Tomaten, Karotten, Spinat, Mangold, Sellerie, Gurken, Rote Bete und so weiter. Sie können ruhig mal einen halben Apfel dazugeben, um den Geschmack aufzufrischen, aber übertreiben Sie es nicht.
Grünkohl, Mangold und Petersilie rollen Sie am besten zu einem festen Päckchen, das sie dann mit einer Karotte oder einem anderen festen Gemüse durch den Entsafter drücken.
Sie sollten unbedingt ein Glas grünen Saft pro Tag trinken. Es gibt durchaus ordentliche Entsafter, die auch erschwinglich sind. Wenn Sie mehr investieren möchten, gönnen Sie sich einen sündhaft teuren Hochleistungsmixer. In letzterem Fall müssen Sie dann allerdings noch den Saft von den festen Bestandteilen trennen, und das erledigt ein Entsafter selbständig für Sie.
Wenn es Ihnen schwerfällt, den Trester einfach auf den Kompost zu geben, können Sie ihn für Suppen und Eintöpfe aufheben. Ich friere mir gern einen Teil davon portionsweise ein, um dann eine Ballaststoff-Zugabe für meine Knochenbrühen und sonstigen Fonds zu haben. So habe ich dann das Beste aus diesem kostspieligen Gemüse gemacht.
Bei guter Ernährung geht es um mehr als die Frage, ob Sie noch in Ihre hautengen

Jeans passen und gut darin aussehen. Hippokrates sah es schon vor langer Zeit so: »Die wahren Heiler von Krankheiten sind die Naturkräfte in uns.« Das heißt doch sicher auch, dass wir uns richtig ernähren müssen, damit diese Naturkräfte von etwas zehren können. Ein Auto fährt nicht mit jeder x-beliebigen stark riechenden Flüssigkeit, und Sie werden sich kaum mit jedem als Nahrungsmittel bezeichneten Feststoff dauerhaft guter Gesundheit erfreuen. Motoren und Körper laufen nur mit bestimmten »Brennstoffen« von hoher Qualität wirklich rund.
Und für uns fängt das bei Gemüse an, in zweiter Linie folgt Obst mit der reichen Fülle an Mikronährstoffen.

Gemüse fest und flüssig

Hier meine fünf besten Vorschläge für den Gemüseverzehr:

Saft.
Mit grünen Säften kommen Sie Ihrem täglichen Gemüse-Soll sehr schnell näher. Ich trinke jeden Tag ein Glas frischen Gemüsesaft, der für gewöhnlich aus Grünkohl, Sellerie, Gurke, Petersilie und Karotten besteht, manchmal mit einem halben grünen Apfel abgerundet.
Suppe. Meine Mitochondrien-Kraftsuppe besteht aus Knochenbrühe und allem, was man an Gemüse braucht, um auf das tägliche Quantum zu kommen. Eine Portion davon vor dem Mittag- oder Abendessen bewirkt ein deutliches Mehr an Nährstoffzufuhr.

Salat.
Ein großer Salat (bei mir sind es zwei große Handvoll jeden Tag und zu jeder Mahlzeit) sind nur der Grundstock. Mit weiteren Zutaten können Sie Ihren Salat zu einer wahren Nährstoffbombe ausbauen.

Smoothies.
Mitunter habe ich einfach keine rechte Lust mehr zum Saften. Säfte machen auch einfach mehr Arbeit als Smoothies: Entweder muss man den Entsafter umständlich reinigen oder das, was der Mixer produziert, durchseihen, um den reinen Saft zu bekommen. Bei einem Smoothie trinkt man einfach das, was aus dem Mixaufsatz kommt, so wie es ist. Ein Smoothie verträgt auch die Zugabe von etwas gesundem Fett oder Eiweiß, das geht beim Entsaften nicht. Ich ergänze meinen morgendlichen Smoothie gern mit ein, zwei Handvoll jungem Blattspinat und ein paar Heidelbeeren.

Sprossen.
Ich lasse ständig irgendetwas keimen und ergänze meine Salate damit. Ich greife auch zwischendurch gern mal einfach so in die Keimschale. Ich fühle mich mit diesen süßen kleinen Superfoods einfach blendend.

VIELFALT AN SPROSSEN

Für den Verzehr von Keimsprossen sprechen mehr Gründe, als ich aufzählen kann. Der wichtigste dürfte allerdings der sein, dass es sich um unglaubliche Superfoods handelt, die sehr wenig kosten. Hier noch vier weitere gute Gründe für mehr Keimkraft im Leben. Sprossen sind:

- **Sauerstoffreich.** Rohe Nahrungsmittel enthalten viel Sauerstoff, der durch das Kochen entweicht. Wussten Sie, dass Krebszellen in sauerstoffreicher Umgebung ganz schlecht gedeihen? Sprossen sind sauerstoffreich, und regelmäßig roh genossen tun sie uns wirklich gut.
- **Basisch.** Sprossen machen unseren Körper basischer. Das stärkt unser Immunsystem. Auch in basischer (alkalischer) Umgebung kommen Krebszellen nicht gut zurecht.
- **Reich an Antioxidantien.** Radieschen-, Brokkoli-, Klee- und Luzerne-Sprossen sind sehr reich an Stoffen, die gegen Krankheiten wirksam sind. Ihr hoher Gehalt an Antioxidantien trägt zum Schutz vor Krankheiten bei.
- **Nährstoffreich.** Keimsprossen sind von höherer Nährstoffdichte als die ausgewachsenen Pflanzen. Das ist verständlich, denn der Same und der Keimapparat müssen ja alle Nährstoffe für die erste Lebensphase einer Pflanze bereitstellen. Ein Beispiel: 80 g roher oder gekochter Brokkoli enthält 1,5 Milligramm Vitamin E, 30 g Brokkoli-Sprossen dagegen 7,5 Milligramm. 80 g gekochter Brokkoli enthält 1,5 Milligramm Selen, die gleiche Menge Sprossen bis zu 28 Milligramm. Sie haben zwar vermutlich wenig Neigung, sich 30 g Brokkoli-Sprossen auf einmal einzuverleiben, aber das Beispiel gibt Ihnen sicher eine Vorstellung vom Nährwert dieser kleinen Kraftwerke.

Und Sprossen sind nicht nur gesund, sie schmecken auch. In meinem Salat mag ich besonders gern Sprossen von Radieschen (pikant!) und Brokkoli. Gekeimte Luzerne gehören ebenfalls zu meinen Lieblingssprossen.
Ich kann Ihnen nur empfehlen, Ihre Keime selbst zu ziehen. Die gekauften sind nicht nur teuer, sondern können auch mit Schimmel und sogar Salmonellen verseucht sein.

Sprossen selber ziehen
Wenn Sie selbst Samen zum Keimen ansetzen, verfügen Sie schon in wenigen Tagen über köstliche Beigaben zu Ihren Mahlzeiten. Keimgläser mit Siebaufsatz sind nicht teuer, aber Sie können natürlich auch ganz normale Gläser nehmen und mit einem Gummiband Gaze über die Öffnung spannen. Jetzt brauchen Sie nur noch verschiedene Arten von Keimsaat, die Sie im Bioladen oder Reformhaus bekommen. Und so gehen Sie vor:

Waschen Sie sich zunächst die Hände, um dann einen Esslöffel der Samen oder Mungobohnen aus der Tüte zu entnehmen, die Sie ansetzen möchten. Lesen Sie die gebrochenen Körner oder Bohnen aus. Jetzt geben Sie die Bohnen, Samen oder Getreidekörner (pro-

bieren Sie es mit Gerste, Roggen oder Weizen) in das Keimglas (wenn Getreide keimt, handelt es sich um frische Pflanzen, und die sind zum Verzehr freigegeben). Gießen Sie so viel sauberes Wasser ins Glas, dass die Körner gut bedeckt sind. Sie können mehrere Samensorten gleichzeitig in verschiedenen Gläsern ansetzen, dann haben Sie immer eine schöne Auswahl.
Lassen Sie die Samen einige Stunden oder einfach über Nacht einweichen (die optimale Zeit ist meist auf der Verpackung angegeben). Verschließen Sie das Glas jetzt mit dem Siebaufsatz oder der Gaze, und gießen Sie das Wasser ab.
Spülen Sie noch einmal mit frischem Wasser, das Sie gleich wieder abgießen. Jetzt legen Sie das Glas (oder die Gläser) an einem kühlen und trockenen Platz in der Küche mit etwas erhöhtem Boden ab (damit restliches Wasser abtropfen kann; spezielle Keimgläser mit Siebverschluss besitzen einen integrierten Ständer für diesen Zweck).
Spülen Sie jeden Tag ein paarmal, um das Wasser dann wieder gut ablaufen zu lassen und das Glas mit erhöhtem Boden an seinen Platz zurückzustellen. Nach ein paar Tagen füllt sich das Glas zusehends mit knackfrischen Keimlingen.

Wenn ich von Leuten, die Paleo ausprobieren, Kontra bekomme, geht es für gewöhnlich um die Kosten von frischem biologischem Obst und Gemüse. Tatsächlich ist es wirklich nicht günstig. Aber ich persönlich gebe viel lieber jetzt Geld für gesundheitsfördernde Nahrungsmittel aus, als mich später oft medizinisch behandeln lassen zu müssen.

TOPFSALAT

Die Ausgaben für gesunde Lebensmittel können also ganz schön ins Geld gehen. Als ich in meinem Gartenmarkt einen Salattopf fand, habe ich diesen sofort erworben und in Betrieb genommen. Nun kann ich Ihnen gleich weitergeben, wie man ihn verwendet.
Was Sie dazu brauchen:

- einen runden Pflanztopf, etwa 15 Zentimeter hoch
- Pflanzerde in Bioqualität (führen heute sogar schon viele normale Supermärkte)
- Samen Ihres Lieblingssalats
- ein sonniges Fensterbrett – es sollte mindestens sechs Stunden Sonne pro Tag haben, sonst schießt der Salat nur in die Höhe und entwickelt keine Masse
- und natürlich Wasser

Zum Vorgehen:
Füllen Sie das Pflanzgefäß zur Hälfte mit Erde. Ein bisschen Dünger schadet nicht. Feuchten Sie die Erde an, und streuen Sie ein paar Salatsamen aus. Diese bestreuen Sie wiederum mit etwas Erde und befeuchten das Ganze noch einmal mit Wasser.
Halten Sie die Erde leicht feucht, und sorgen Sie für Sonne oder künstliches Pflanzenlicht. Nach etwa einer Woche gehen die Samen auf, und in einem Monat sollte bereits die erste Ernte möglich sein. Ist das nicht einfach?

Wenn Sie bei der Ernte die ersten Salatblätter abschneiden, lassen Sie den Hauptspross unverletzt, dann können Sie in zwei Wochen wieder neue Blätter ernten.
Wenn Sie einige Zeit nach dem ersten Ansatz einen zweiten Salattopf befüllen, haben Sie gleich wieder frischen Salat, wenn der erste Topf nichts mehr erbringt.

Anstatt uns über die Preise für frisches Grünzeug zu ärgern, sollten wir vielleicht einmal den unschätzbaren Wert dieser erstaunlichen Nahrungsmittel ins rechte Licht rücken. Sie ernähren Ihren Körper, sie geben jeder Ihrer Zellen, was sie braucht, sie versorgen die Mitochondrien Ihrer Zellen mit dem Brennstoff, den sie für ihre Arbeit benötigen. Sie sind unersetzlich. Es ist schwierig, Ihren Körper nicht mit anderen Dingen zu füttern und sich trotzdem guter Gesundheit zu erfreuen.

Tatsache ist ja, dass wir lieber eine Menge Geld für diese immer beliebter werdenden ausgefallenen üppigen und ungesunden Super-Luxus-Kaffees ausgeben, als für das gleiche Geld qualitativ hochwertiges Obst und Gemüse zu kaufen, das unser Körper wirklich braucht.

Gegen physiologische Fakten lässt sich schlecht argumentieren. Unser Körper kann sich einfach nicht auf billiges Junkfood einstellen, er wird krank davon. Wenn wir uns einmal klargemacht haben, dass alles, »was zum Munde hereingeht«, unserer Gesundheit entweder nützt oder schadet, kann die Entscheidung eigentlich nicht mehr so schwer sein.

Aber eine simple Regel wie »Iss täglich Gemüse« genügt leider noch nicht. Ein Salat jeden Tag ist zweifellos ein guter Anfang, doch damit ist noch nicht alles abgedeckt. Wir brauchen Vielfalt in unserer Ernährung. Es fängt an mit Salaten und grünem Blattgemüse wie Spinat und Mangold, dazu weniger bekannte und viel zu wenig verwendete Sachen wie Löwenzahnblätter, Rübenblätter, Rote-Bete-Blätter, Brunnenkresse und so weiter.

Die grünen Gemüse sind reich an Vitamin B – ganz wichtig für unsere Gehirnfunktionen. Sie spielen auch eine Rolle im Hinblick auf unsere Stimmungslage, für Konzentrations- und Lernfähigkeit sowie für die Impulskontrolle. Grüne Blätter bieten außerdem Betakarotin, eine Vorstufe zu Vitamin A, das für die Gesundheit von Haut, Muskeln und Haar einiges leistet. Betakarotin bietet zudem einen gewissen Schutz vor Sonnenstrahlen.

Weitere Antioxidantien in grünem Gemüse sind die Vitamine C und E, dazu Lutein und Zeaxanthin – wichtige Nährstoffe, die den gefürchteten Netzhauterkrankungen im Auge vorbeugen und die Sehfähigkeit verbessern können.

Dann brauchen wir auch schwefelhaltiges Gemüse, beispielsweise viele Kohlsorten oder Lauch, Zwiebeln und Knoblauch. Man erkennt sie bekanntlich am Geruch, was besonders für die Kohlsorten gilt – und dafür ist der Schwefel verantwortlich.

Den Forschungen der amerikanischen Ärztin Terry Wahls über multiple Sklerose und Ernährung verdanke ich ein besseres Verständnis für eine Ernährung, die auf eine Vielfalt von Gemüse Wert legt. Jedes Gemüse hat seinen ganz eigenen Charakter, und schwefelhaltige Sorten gehören zu den besten krebshemmenden Nahrungsmitteln überhaupt. Bedenken wir noch die antioxidative und leberschützende Wirkung dieser Gemüsesorten, wird schnell klar, dass es sich um echte Power-Nahrung handelt.

Kommen wir zu der Bedeutung von Farben. Wenn Sie Salate und Gemüsegerichte farbenfroh anrichten können, ist für Freude an gesunder Ernährung eigentlich schon gesorgt. Ich glaube, dass wir von Natur aus zum Schönen tendieren, und ein farbharmonisch angerichtetes Essen ist eine Freude für das Auge und den Gaumen. Wenn etwas einfach nur weißlich ist, etwa Hähnchenbrust, Blumenkohl und Spaghetti-Kürbis auf einem weißen Teller, schrecken wir instinktiv ein wenig zurück. Aber wenn es kontrastreicher zugeht, wie bei einem mit Pilzen und Zwiebelringen belegten Steak, das mit gebackener Süßkartoffel und gedämpftem Brokkoli serviert wird, finden wir den Anblick sehr appetitlich. Das eine sieht entsetzlich langweilig aus, das andere so bunt und einladend, dass man sich gleich darüber hermachen möchte.
Schauen wir also zu, dass wir Farbe in unser Essen bringen. Diese nährstoffreichen Paprikas, Karotten und Tomaten sind einfach ein Vergnügen für Auge und Magen.

MAIS

Die meisten Leute wissen nicht, dass Mais kein Gemüse ist, sondern ein Getreide. Damit ist er quasi schon von unserem Paleo-Speiseplan gestrichen, ganz abgesehen davon, dass vielfach, zum Beispiel in Nordamerika, gentechnisch veränderte Maissorten angeboten werden. Dieser Zustand allein sollte uns sehr, sehr vorsichtig machen.
Doch selbst wenn Sie in einem Land leben, in dem Sie vor Genmais einigermaßen geschützt sind, bleibt Mais höchst bedenklich, da er weit oben auf dem sogenannten glykämischen Index steht und somit eine starke Auswirkung auf den Blutzuckerspiegel hat. Maisbrot erhöht den Blutzucker mehr als doppelt so stark wie ein normaler Rührteigkuchen.
Mais versteckt sich in sehr vielen industriell verarbeiteten Nahrungsmitteln – als Maissirup oder Maisöl. Gehärtetes Maisöl gehört zu den schlimmsten Anti-Nahrungsmitteln der Welt. Meiden Sie also nicht nur tiefgekühlte Maiskolben oder Maiskörner im Glas. Wenn Sie sich einen Gefallen tun wollen, lesen Sie die Etiketten auf den Verpackungen, und streichen Sie Mais unbedingt in allen seinen schädlichen Erscheinungsformen von Ihrem Speiseplan.

Obst

Welchen Stellenwert hat Obst im Speiseplan der Paleo-Ernährung? Die besten Obstsorten sind die durchgefärbten, während Früchte, die nur an der Außenseite gefärbt sind, keinen so hohen Nährwert vorweisen können. Deshalb sind Beeren immer die beste Wahl. Sie sind reich an Ballaststoffen, die meisten sind von hohem gesundheitlichem Wert und haben nicht so viel Zucker, und:

Alle essbaren Beeren sind Antioxidantien-Superstars der ersten Güte, verfügen über entzündungshemmende Polyphenole, und aufgrund ihres Gehalts an Salizylsäure sind sie möglicherweise sogar gegen Schmerzen wirksam.

Ich habe immer alle möglichen Sorten Beeren tiefgefroren zur Hand, und sie kommen abwechselnd in meinen täglichen Smoothie, so dass ich von allen den besten Nutzen habe.

Zudem machen Beeren meine Ernährung abwechslungsreich und interessant.

Kirschen mag ich ebenfalls sehr. Ich finde sie hocharomatisch. Forschungen an der Boston University ergaben, dass Kirschen in der Lage sind, Gichtschmerzen um bis zu 35 Prozent zu reduzieren. Das hat sicher mit den entzündungshemmenden Inhaltsstoffen der Kirschen zu tun, beispielsweise Vitamin C und Anthocyane (das sind wasserlösliche Pflanzenpigmente, die in unserem Körper wahre Wunder wirken).

Avocados, Aprikosen, Grapefruits, Orangen, Zitronen, Limetten, Weintrauben, Pflaumen, Granatäpfel, Rhabarber und Kiwis sind durchgefärbt und von eher geringer Wirkung auf den Blutzuckerspiegel. Ich weiß nicht, wie es Ihnen geht, aber ich bin immer ganz wild auf Obst im Sommer. Bedenken Sie aber, dass es nicht nur sehr nährstoffreich ist, sondern auch viel Zucker enthalten kann. Natürlicher Zucker lagert sich um Ihre Gürtellinie ab, wenn Sie zu viel davon essen.

Die eigene Salatbar

Salate spielen in jeder Art von Steinzeitkost eine herausragende Rolle. Die Zubereitung lässt sich stark vereinfachen, wenn Sie die Zutaten fertig vorbereitet im Kühlschrank horten. Sie brauchen dazu ein paar Aufbewahrungsdosen aus Glas oder Plastik mit Deckel, am besten rechteckig, damit Sie im Gemüsefach des Kühlschranks keinen Platz verschenken. Jetzt schneiden oder raspeln Sie ein paar Karotten, Zwiebeln, Gurken und was Ihnen noch vorschwebt und schieben alles luftdicht verschlossen in den Kühlschrank. Leeren Sie jede Dose erst einmal ganz, bevor Sie sie neu befüllen, damit alles immer vollkommen frisch ist.

Um einen Salat anzurichten, brauchen Sie jetzt nur noch eine Handvoll Salatblätter, die Sie nach Geschmack mit Ihren vorbereiteten Zutaten ergänzen. Schöne Farbeffekte lassen sich zum Beispiel mit schlichten Karottenstreifen erzielen, die Sie blitzschnell mit dem Schälmesser herstellen können. Und die Salatsoße muss wirklich nicht aufwendig sein, in der Regel reicht ein erstklassiges Olivenöl mit etwas Essig.

Simply-Paleo-Säfte und -Smoothies – meine Lieblingsrezepte

Jetzt wissen Sie alles über den Stellenwert von Obst und Gemüse auf Ihrem Einkaufszettel, und wir können uns an die Saftherstellung machen. Mit den folgenden Saft- und Smoothie-Rezepten wird es ein Kinderspiel sein, sich und Ihre Familie bestens mit all den wichtigen Mikronährstoffen zu versorgen. Sämtliche Saft- und Smoothie-Rezepte sind für jeweils eine Portion berechnet.

Ergibt 1 Portion
2 Karotten
½ grüner Apfel
½ Orange, geschält
½ Zitrone, geschält
1 Scheibe Ingwer, ½ cm dick
1 Blatt roter Mangold
1 Bund frische Petersilie
5 Grünkohlblätter
½ Bund Rucola

GRÜNER SUPER-SAFT

Alle Zutaten waschen, trocknen und einzeln entsaften. Feine Blätter wie Petersilie zuerst fest bündeln. Alle Zutaten in den Mixer geben. Das Ergebnis am besten gleich umrühren und genießen, auch gerne mit Eiswürfeln auffüllen.

Ergibt 1 Portion
80 g Erdbeeren
4 große Stangen Sellerie
2 Speiserüben
½ Bund Basilikum
½ Bund Petersilie
½ Karotte
¼ Zitrone, geschält
30 g frischer Spinat
5 Grünkohlblätter

ERDBEER-BASILIKUM-SAFT

Alle Zutaten waschen und trocknen, dann nacheinander entsaften. Kleineres Blattgut lässt sich besser entsaften, wenn Sie es vorher fest bündeln. Danach alle Zutaten im Mixer vermengen. Umrühren und gleich so oder gekühlt genießen.

MANGO-KAROTTEN-SAFT

Alle Zutaten waschen, trocknen und nacheinander entsaften. Wenn alles bereit ist, die Zutaten im Mixer vermischen. Gleich umrühren und trinken oder erst einmal kalt stellen.

Ergibt 1 Portion

100 g Mango, ungeschält
5 Karotten
30 g frischer Spinat
¼ Orange, geschält
10 Grünkohlblätter
1 Stange Sellerie

SAFT HAWAII

Alle Zutaten waschen, trocknen und nacheinander entsaften. Zuerst die Kokosnuss in den Mixer geben, dann folgen die Karotten und die anderen Zutaten, damit sich nichts zusetzt. Kühlen, falls gewünscht, sonst gleich umrühren und genießen.

Ergibt 1 Portion

½ Kokosnuss, nur das Fleisch (das Kokoswasser können Sie z. B. für einen Smoothie aufheben)
2 Karotten
75 g Ananas
30 g frischer Spinat
2 Stangen Sellerie
5 Grünkohlblätter
½ Limette, geschält
¼ Orange, geschält
1 Scheibe Ingwer, ½ cm dick
½ Gurke

PIKANTER TANGO-SALSA-SAFT

Ergibt 1 Portion

1 grüner Apfel
1 Pfirsich, ungeschält
½ Knoblauchzehe
2 Tomaten
½ Jalapeño-Paprika
½ Limette, geschält
30 g frischer Spinat
1 Bund Koriander
5 Grünkohlblätter
½ rote Zwiebel, gehackt

Alle Zutaten waschen, abtrocknen und nacheinander entsaften. Füllen Sie die Zutaten in der angegebenen Reihenfolge ein, damit Sie aus den kleinen Mengen (Knoblauch, Jalapeño usw.) alles herausholen. Kleinblättriges wie Petersilie wickeln Sie fest zusammen, dann kann der Entsafter sie besser verarbeiten. Gleich umrühren und trinken oder in den Kühlschrank stellen.

WÜRZIGER APFELSAFT

Ergibt 1 Portion

2 Äpfel
½ Orange, geschält
30 g frischer Spinat
5 Grünkohlblätter
½ Bund Petersilie
1 Prise Ceylon-Zimt

Alle Zutaten waschen, trocknen und nacheinander entsaften (außer Zimt). Feine Blätter fest zusammenwickeln, damit sie besser entsaftet werden können. Danach die Zutaten nacheinander in den Mixer geben. Wenn der Apfelsaft fertig ist, können Sie gegebenenfalls den Zimt einrühren und genießen.

MELONEN-GEMÜSE-SAFT

Alle Zutaten waschen, abtrocknen und nacheinander entsaften. Feine Blätter fest zusammenwickeln, damit sie besser entsaftet werden. Alles zusammen in den Mixer geben und vermengen. Den Saft ins Glas umfüllen, noch mal umrühren und trinken.

Ergibt 1 Portion

¼ Cantaloupe-Melone, geschält und entkernt
¼ Netzmelone, geschält und entkernt
½ Grapefruit
2 Tomaten
15 g frischer Spinat
½ Fenchelknolle
1 Karotte
3 Grünkohlblätter
½ Bund Petersilie

ROT-GRÜN-SAFT

Alle Zutaten waschen, abtrocknen und nacheinander entsaften. Die feinen Blätter fest zusammenwickeln, damit sie besser entsaftet werden. Nachdem alle Zutaten im Mixer zerkleinert wurden, das Ergebnis umrühren und sofort oder gekühlt genießen.

Ergibt 1 Portion

2 Rote Beten
2 Karotten
1 Scheibe Ingwer, ½ cm dick
½ Limette, geschält
½ Gurke
30 g frischer Spinat
5 Grünkohlblätter
½ Bund Petersilie

LÖWENZAHN-ZITRUS-SAFT

Ergibt 1 Portion

1 Bund Löwenzahnblätter
1 Orange, geschält
½ Zitrone, geschält
½ Limette, geschält
1 Scheibe Ingwer, ½ cm dick
30 g frischer Spinat
5 Grünkohlblätter
½ Mangoldblatt
1 Bund Petersilie

Alle Zutaten waschen, abtrocknen und nacheinander entsaften. Feine Blätter fest zusammenwickeln, damit sie besser entsaftet werden. Nach dem Zerkleinern und Zusammenmixen den Saft umrühren und gekühlt genießen.

OBST-UND-GEMÜSE-SAFT MIT LÖWENZAHN

Ergibt 1 Portion

1 Bund Löwenzahnblätter
2 Äpfel
1 Aprikose, klein geschnitten
1 dicke Scheibe Bittermelone (das ist ein Kürbisgewächs)
1 Scheibe Ingwer, ½ cm dick
30 g frischer Spinat
5 Grünkohlblätter
2 Stangen Sellerie
1 Bund Petersilie

Alle Zutaten waschen, abtrocknen und nacheinander entsaften. Die Blätter der Petersilie fest zusammenwickeln, damit sie besser entsaftet werden. Nach dem Mixvorgang den Saft umrühren und direkt oder gekühlt genießen.

Smoothies

Sie finden bei allen Smoothie-Rezepten als Zutat Eiweißpulver. An dieser Stelle folgt der Hinweis, dass es Ihnen überlassen ist, ob Sie den Smoothies Eiweißpulver hinzufügen oder nicht. Sie können in Drogeriemärkten, Reformhäusern und Apotheken Eiweißpulver mit unterschiedlichen Geschmacksrichtungen kaufen. Achten Sie darauf, dass das Eiweißpulver nur schwach gesüßt ist und keinen Fruchtzucker oder Süßstoff enthält.

KOKOS-HIMBEER-SMOOTHIE

Ergibt 1 Portion

1 EL Kokoscreme
60 ml ungesüßte Mandelmilch (oder andere Paleo-verträgliche Milch ohne Bestandteile von tierischer Milch)
1 Banane
80 g Himbeeren
1 EL Eiweißpulver (Vanille-Geschmack)

Kokoscreme, Mandelmilch und Banane in den Mixer geben. Zu einer gleichmäßigen Masse verarbeiten. Himbeeren und Eiweißpulver hinzufügen und mixen, bis ein glatter, trinkfertiger Smoothie entsteht.

GRÜNER BEERENSMOOTHIE

Ergibt eine Portion

120 ml ungesüßte Kokosmilch
40 g gemischte Beeren
15 g frischer Spinat
2 EL Honig
1 EL Eiweißpulver (Vanille-Geschmack)

Kokosmilch, die Beeren und den Spinat in den Mixer geben. Zu einer gleichmäßigen Masse verarbeiten. Dann Honig und das Eiweißpulver hinzufügen und mixen, bis Ihr Smoothie trinkfertig ist.

TROPISCHER SMOOTHIE MIT BASILIKUM

Ergibt eine Portion

60 ml ungesüßte Kokosmilch
2 EL ungesüßte Mandelmilch
¼ Orange, geschält
75g Ananas
¼ TL Kokos-Creme
2 EL Honig
¼ Bund Basilikum
1 EL Eiweißpulver (Vanille-Geschmack)

Kokosmilch, Mandelmilch, Orange, Ananas und Kokoscreme in den Mixer geben und kurz bearbeiten. Honig, Basilikum und Eiweißpulver hinzufügen und mixen, bis Ihr Smoothie glatt und trinkfertig ist.

AVOCADO-GRÜNKOHL-SMOOTHIE

Ergibt eine Portion

80 ml ungesüßte Kokosmilch oder Mandelmilch
3–4 Eiswürfel
10 g Grünkohl
2 Kiwi, geschält
½ Avocado
1 TL Palmzucker oder eine Prise Stevia
1 EL Eiweißpulver (Vanille-Geschmack)

Kokosmilch und Eis in den Mixer geben und kurz bearbeiten. Grünkohl, Kiwis, Avocado, Süßungsmittel und Eiweißpulver hinzufügen und mixen, bis Ihr Smoothie glatt und trinkfertig ist. Dieser Smoothie ist ziemlich dickflüssig, aber wenn Sie eine dünnere Konsistenz bevorzugen, gießen Sie einfach zusätzliche Paleo-Milch dazu.

ERDBEER-SMOOTHIE MIT SPINAT

Ergibt eine Portion

60 ml ungesüßte Kokosmilch oder Mandelmilch
60 ml reiner Cranberry-Saft
ca. 10g frischer Spinat
40 g Erdbeeren
1 TL Honig
1 EL Eiweißpulver (Vanille Geschmack)

Kokosmilch, Cranberry-Saft, Spinat und Erdbeeren in den Mixer geben. Die Zutaten zerkleinern, bis eine annähernd homogene Masse entstanden ist. Honig und das Eiweißpulver hinzufügen und mixen, bis Ihr Smoothie glatt und trinkfertig ist.

BEEREN-MANDEL-SMOOTHIE

Ergibt eine Portion

60 ml ungesüßte Mandelmilch
60 ml ungesüßter reiner Cranberry-Saft
80 g Heidelbeeren
2 TL Palmzucker oder eine Prise Stevia
1 EL Eiweißpulver (Vanille-Geschmack)

Mandelmilch, Cranberry-Saft und Heidelbeeren in den Mixer geben und kurz bearbeiten. Süßungsmittel und Eiweißpulver hinzufügen und mixen, bis Ihr Smoothie glatt und trinkfertig ist.

APRIKOSEN-BEEREN-SMOOTHIE

Ergibt eine Portion

60 ml ungesüßte Kokosmilch oder Mandelmilch
60 ml reiner Cranberry-Saft
25 g frische Aprikosen
1 TL Palmzucker oder eine Prise Stevia
1 EL Eiweißpulver (Vanille-Geschmack)

Kokosmilch, Cranberry-Saft und Aprikosen in den Mixer geben und zu einer annähernd homogenen Masse verarbeiten. Süßungsmittel und Eiweißpulver hinzufügen und mixen, bis Ihr Smoothie glatt und trinkfertig ist.

ERDBEER-RHABARBER-SMOOTHIE

Ergibt eine Portion

120 ml ungesüßte Kokosmilch
ca. 10g frischer Spinat
2 EL frischer Rhabarber, klein geschnitten
40 g Erdbeeren
1 TL Palmzucker oder eine Prise Stevia
1 EL Eiweißpulver (Vanille-Geschmack)

Kokosmilch, Spinat, Rhabarber und Erdbeeren in den Mixer geben und zu einer annähernd homogenen Masse verarbeiten. Süßungsmittel und Eiweißpulver hinzufügen und mixen, bis Ihr Smoothie glatt ist, dann genießen. Rhabarber kann ziemlich herb sein, von daher dürfen Sie ruhig noch etwas Zucker oder Stevia nehmen.

MANDEL-KIRSCH-SMOOTHIE

Ergibt eine Portion

60 ml ungesüßte Mandelmilch
60 ml reiner Cranberry-Saft
75 g Kirschen, entsteint
1–2 Tropfen Bittermandelöl
2 EL Palmzucker oder eine Prise Stevia
1 EL Eiweißpulver (Vanille-Geschmack)

Mandelmilch, Cranberry-Saft, Kirschen und Bittermandelöl in den Mixer geben und kurz durchmixen. Süßungsmittel und Eiweißpulver u hinzufügen und mixen, bis Ihr Smoothie glatt und trinkfertig ist.

6
Knochenbrühen und Suppen

Suppengrün bildet die Geschmacksgrundlage jeder Brühe und Suppe und ist weltweit unter vielen Namen und in vielen Zusammensetzungen und Zubereitungsformen verbreitet. Ich finde, es hat etwas Magisches, ohne vorgefertigte »Bausteine« eine Suppe zu kochen, die Gewürze und die besonderen Zutaten einzurühren, bis sich alles miteinander verbindet und etwas Neues, Nährendes und Wohliges entsteht.

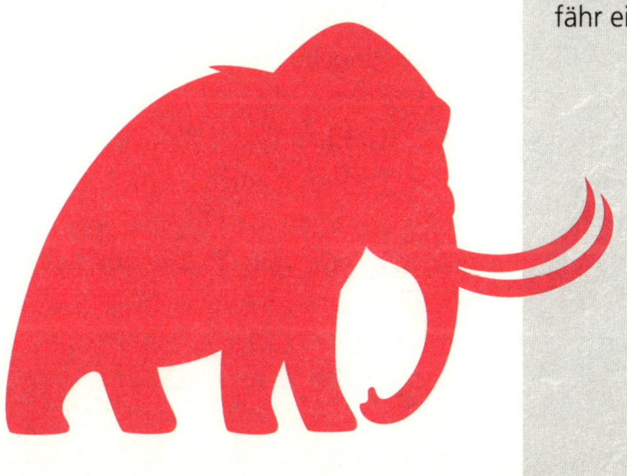

SUPPENGRÜN

Mirepoix ist der französische Name für Suppengrün, im Italienischen heißt es Soffritto. Egal in welchem Land Sie leben, erst durch diese Gemüsebeigabe wird eine Suppe zur Suppe.

In Deutschland besteht Suppengrün aus fein gewürfelten Karotten, Lauchzwiebeln und Sellerie, die Fonds, Suppen und Soßen Geschmack und Fülle verleihen. Je kleiner Sie alles schneiden, desto schneller und intensiver geht der Geschmack in die Brühe über.

Hier noch zwei praktische Tipps:
Wenn Ihr Gemüsefond farblos werden soll, ersetzen Sie die Karotten durch Pastinaken. Und als Faustregel für die Mengenverhältnisse: Rechnen Sie auf fünf Liter Wasser ungefähr ein Pfund Gemüse.

Knochenbrühe

Seit ich Paleoista bin, fangen meine Suppen immer bei der Knochenbrühe an. Diese besondere Brühe ist einfach unwahrscheinlich wohltuend, heilsam und nahrhaft und gehört bei mir und vielen anderen Liebhabern der Steinzeitkost zu den Grundnahrungsmitteln.

Für Knochenbrühe lässt man Lamm-, Hühner-, Rinder- oder Schweineknochen stunden- oder sogar tagelang in Wasser köcheln. Was dabei herauskommt, ist nicht einfach nur ein Fond.

Knochenbrühen werden in China schon sehr lange zu Heilzwecken eingesetzt, und jetzt sind es die Paleo-Anhänger, die sich dieses Lebensmittel ganz begeistert auf die Fahnen schreiben. Schließlich haben bereits unsere Großmütter schon gewusst, dass aus abgekochten Knochen die besten Suppen werden. Sehen wir uns die wichtigsten Vorzüge der Knochenbrühe an:

- **Starke Zähne und Knochen.** Alles Gute aus den Knochen gelangt aus der Brühe direkt in Ihre Knochen und Zähne und sorgt dafür, dass sie stark und gesund bleiben.
- **Darmgesundheit.** Die als »leaky gut syndrom« bezeichnete Hyperpermeabilität oder übermäßige Durchlässigkeit der Darmwand entwickelt sich in Nordamerika zu einer regelrechten Volkskrankheit. Die Darmauskleidung wird durch schlechte Ernährung, chemische Stoffe und Giftstoffe geschädigt. Knochenbrühe weist einen sehr hohen und für die Darmgesundheit wichtigen Gehalt an Glutamin auf, und die enthaltenen Fette fördern die Aufnahme der Mineralstoffe.
- **Knochenmark.** Mit Knochenbrühe aus guten Markknochen nehmen Sie Knochenmark zu sich, das dem Körper viele Nährstoffe zur Verfügung stellt und dazu Fette, die ausgleichend wirken und den Hormonhaushalt regulieren.
- **Gelenke.** Knochenbrühe ist sehr reich an Eiweißstoffen. Einer dieser Stoffe, Glucosamin genannt, ist ein frei verkäufliches Mittel gegen Gelenkbeschwerden.

WIE MAN KNOCHENBRÜHE KOCHT

Sie hören sicher gern, dass Knochenbrühe kinderleicht herzustellen ist. Ich koche sehr große Mengen auf Vorrat. Wenn es bei mir Brathähnchen gibt, wandern anschließend die Gerippe in die Tiefkühltruhe, und wenn ich ein paar Knochen gesammelt habe, kann ich einen großen Topf Brühe aus Hühnerknochen kochen. Ich nehme auch gern Rinderknochen, die ich auf dem Markt kaufe. Ich erwerbe dort für wenig Geld ganze Tüten Halsknochen von Rindern, und diese Knochen röste ich, bevor ich die Knochenbrühe aus ihnen siede. Zum Rösten heizen Sie den Backofen auf 180 Grad vor, beträufeln die Knochen mit Olivenöl, um sie dann noch mit Salz und Pfeffer zu bestreuen. Anschließend wandern sie für 15 bis 20 Mi-

nuten in den Backofen, bis sie eine ansprechende Bräune haben.
Für eine wirklich gute Brühe ist es wichtig, dass die Knochen von Weidetieren stammen. Bedenken Sie immer, dass Sie letztlich das essen, was diese Tiere bekommen haben – und da entscheiden Sie selbst, ob es frisches Gras sein soll oder Kraftfutter mit Chemie und Hormonen.
Nehmen Sie einen großen Kochtopf oder den Schongarer, und legen Sie die angerösteten Knochen hinein. Um das beste Aroma und den größten Nährwertgehalt zu erzielen, ist es gut, die Knochen zu mischen. Beinknochen, Halsknochen und Fußknochen eignen sich ganz besonders. Ich koche wohlschmeckende Knochenbrühe aus Hühnerklauen. Wenn man so ein gutes halbes Dutzend Hühnerklauen im Topf schwimmen sieht, schluckt man erst einmal; aber seitdem ich diese Spezialität einmal gekocht habe, sehe ich mich auf dem Markt immer danach um. Der Geschmack ist einfach unglaublich, und der Nährwert noch höher als bei gewöhnlichen Hühnerkarkassen. Auch wenn Sie skeptisch sind, probieren Sie diese Spezialität erst einmal aus. Wenn die Knochen im Topf sind, kommt Gemüse nach Belieben hinein. Ich nehme in der Regel Zwiebeln, Sellerie, Karotten, Knoblauch und Kräuter. Gießen Sie gefiltertes Wasser an, bis alles im Topf bedeckt ist. In das Wasser geben Sie noch ein paar Esslöffel Apfelessig. Das ist insofern wichtig, weil sich die Mineral- und Nährstoffe so leichter aus den Knochen lösen.
Bringen Sie die Brühe zum Kochen, und lassen Sie sie anschließend mindestens zwölf Stunden köcheln, besser aber zweiundsiebzig Stunden – also drei volle Tage! Am Schluss seihen Sie die Brühe ab.
Die zuvor so harten Knochen lassen sich jetzt leicht mit dem Fingernagel einritzen. Die Mineralstoffe, und hier vor allem Kalziumphosphat, befinden sich jetzt zum großen Teil in der Brühe und später in Ihrem Körper. Wussten Sie, dass Kalzium und Phosphor über 60 Prozent der Knochenmasse ausmachen?
Wenn alles richtig gelaufen ist, wird die Brühe über Nacht im Kühlschrank gelieren. Diese Gelatine macht die Brühe so nahrhaft.
Sie können die Brühe aufgewärmt trinken, wenn Sie mögen, oder Sie verwenden sie für Suppen, wie zum Beispiel für die Mitochondrien-Kraftsuppe.
Falls Sie genauere Angaben möchten, habe ich hier noch ein paar Grundrezepte für die Herstellung von Knochenbrühe:

RINDERKNOCHENBRÜHE

Ochsenschwanz und Knochen mit dem Wasser in einen großen Suppentopf geben, stark erhitzen und zum Kochen bringen. Hitze reduzieren, Apfelessig hinzufügen und bei aufgelegtem Deckel 1 Stunde köcheln lassen.

Jetzt Knoblauch, Zwiebeln, Sellerie, Lauch, Rosmarin, Oregano, Thymian, Pfefferkörner und Salz hinzufügen. Weitere 5 bis 6 Stunden offen köcheln lassen und so oft wie nötig in kleinen Mengen Wasser nachgießen.

Brühe abseihen und unbedeckt ganz auskühlen lassen. Knochen, Gemüse und Kräuter werden nicht weiterverwendet.

Sie können die Brühe auch im Schongarer zubereiten und bis zu 72 Stunden köcheln lassen.

Ergibt 1,5 bis 2 Liter

1 kg Ochsenschwanz, angebräunt

1kg Halsknochen, Röhrenknochen, Markknochen

1,6 Liter Wasser, mehr nach Bedarf

2 EL Apfelessig

4 Knoblauchzehen, durchgepresst

2 Zwiebeln, halbiert

3 Stangen Sellerie, halbiert

2 Stangen Lauch, geputzt, halbiert oder auf Topfgröße geschnitten

2 frische Rosmarinzweige

6 Stengel frischer Oregano

2 frische Thymianzweige

2 EL ganze Pfefferkörner

1 TL Salz

Ergibt 1,5 bis 2 Liter
1 kg Hühnerrücken, angebräunt
1 kg Hühnerklauen, angebräunt
1,6 Liter Wasser, mehr nach Bedarf
3 Knoblauchzehen, durchgepresst
2 Zwiebeln, halbiert
3 Stangen Sellerie, halbiert
3 Karotten, in ca. 5 cm lange Stücke geschnitten
3 frische Rosmarinzweige
6 Stengel frischer Oregano
3 frische Thymianzweige
2 TL ganze Pfefferkörner
1 TL Salz
2–3 EL Apfelessig

HÜHNERKNOCHENBRÜHE

Hühnerknochen und -klauen mit dem Wasser in einen großen Suppentopf geben, stark erhitzen und zum Kochen bringen. Knoblauch, Zwiebeln, Sellerie, Karotten, Rosmarin, Oregano, Thymian, Pfefferkörner, Salz und Apfelessig hinzufügen. Unbedeckt 4 bis 5 Stunden köcheln lassen, nach Bedarf Wasser in kleinen Mengen nachgießen.
Brühe abseihen und unbedeckt ganz auskühlen lassen. Knochen, Gemüse und Kräuter können Sie entsorgen.

Wenn Sie die Brühe im Schongarer zubereiten, köchelt die Brühe zwei Tage lang auf niedriger Stufe.

SCHNELLE SUPPENVARIATIONEN

Meine Vorschläge für Abwandlungen wenden Sie natürlich nicht auf die gesamte Suppenmenge an, sondern immer nur auf die Portionen, die Sie für jeweils eine Mahlzeit verwenden.

VARIANTE 1: TEX-MEX-SUPPE

Mit Salsa erzeugen Sie eine leichte Schärfe (mit Cayennepfeffer noch mehr, falls Sie das mögen), dazu ein wenig gemahlener Kreuzkümmel und gehackter Koriander. Zum Schluss etwas gewürfelte Avocado und noch ein wenig frischen Koriander in die Suppe geben.

VARIANTE 2: TOSKANA-SUPPE

Hier besteht die Erweiterung in kleingeschnittenen frischen Basilikumblättern sowie kleingeschnittenen Tomaten und Würsten (glutenfrei und nitratfrei).

VARIANTE 3: HERBSTSUPPE

Ergänzen Sie die Suppe mit etwas gekochtem gewürfeltem Butternuss-Kürbis, ein wenig geriebenem Muskat und gehackter Petersilie. Ich nehme auch gerne noch eine gute Prise Curry zum Würzen.

Ergibt 6 bis 8 Portionen

Zutaten für die Fleischbällchen:

340 g Rindfleisch
225 g italienische Schweinefleisch-Salsiccia, Pelle abziehen
20 g Mandelmehl
3 Knoblauchzehen, durchgepresst
4 EL frischer Koriander, klein geschnitten
3 EL Mandelmilch
2 Eier
Salz und schwarzer Pfeffer nach Geschmack

Zutaten für die Suppe:

2 EL Olivenöl
1 große Zwiebel, fein geschnitten
3 Karotten, klein geschnitten
2 Stangen Sellerie, klein geschnitten
2,6 Liter Knochenbrühe (Huhn oder Rind)
120 ml trockener Rotwein
1 Handvoll Koriander, fein geschnitten
350 g frischer Spinat

Zum Garnieren:

gehackter Koriander und zerkleinerte Avocado

MEXIKANISCHE HOCHZEITSSUPPE

Backofen auf 180 Grad vorheizen. Alle Zutaten für die Fleischbällchen in eine große Schüssel geben, mit sauberen Händen alles gut mischen und verkneten und dann zu 4 bis 5 Zentimeter dicken Kugeln formen (ergibt bis zu 34 Stück). Die Fleischbällchen auf einem mit Backpapier ausgelegten Backblech verteilen und 30 Minuten backen, danach beiseitestellen.

Während die Fleischbällchen noch im Ofen backen, nehmen Sie die Suppe in Angriff:

In einem großen Suppentopf das Olivenöl bei mittlerer Hitze erwärmen, Zwiebel, Karotten und Sellerie hinzufügen und gar dünsten (in etwa 5 Minuten). Brühe und Rotwein angießen und zum Kochen bringen. Geben Sie jetzt den Koriander, die Fleischbällchen und den Spinat in den Topf, und erhitzen Sie alles zusammen noch einmal für 1 Minute.

Zum Anrichten mit frischem Koriander und kleingeschnittener Avocado bestreuen.

SÄMIGE MEERESFRÜCHTE-SUPPE

Ergibt 6 bis 8 Portionen

- 4 EL Kokosöl
- 2 Zwiebeln, klein geschnitten
- 6 Knoblauchzehen, durchgepresst
- 4 Stangen Sellerie, klein geschnitten
- 2 Karotten, geschält und geschnitten
- 600 ml ungesüßte Kokosmilch
- 240 ml Fischfond
- 1 Liter Hühnerknochenbrühe
- 2 Speiserüben, geschält und geschnitten
- 2 TL Salz (oder nach Geschmack)
- 1½ TL weißer Pfeffer
- 2 TL getrockneter Thymian
- 1½ kg (oder etwas weniger) gemischte Meeresfrüchte (wie Garnelen, Jakobsmuscheln und andere Muscheln)
- 6 Scheiben gepfefferter Frühstücksspeck (Bacon), klein geschnitten
- 2 EL Pfeilwurzelmehl
- 4 EL Wasser

Kokosöl in einem großen Stieltopf mit dicht schließendem Deckel bei mittlerer Hitze schmelzen. Zwiebeln, Knoblauch, Sellerie und Karotten hinzufügen und dünsten, bis die Zwiebeln glasig sind (etwa 4 Minuten). Dann die weiteren Zutaten einschließlich Frühstücksspeck in den Topf geben und aufkochen. Hitze reduzieren und auf mittlerer Stufe bedeckt 8 Minuten kochen. Wärmezufuhr noch weiter reduzieren und weitere 10 Minuten köcheln lassen, bis die Rüben weich sind. Pfeilwurzelmehl und Wasser in einer kleinen Schale verquirlen und in die Suppe geben. Alles noch einmal behutsam aufkochen, bis die Suppe etwas angedickt ist.
Jetzt ist sie servierfertig.

Ergibt 4 bis 8 Portionen

800 g Butternut-Kürbis, entkernt, geschält und in Würfel geschnitten
260 g Zwiebeln, gewürfelt
120 g Karotten, in Scheiben geschnitten
160 g Blumenkohl, zerkleinert
160 g Brokkoli, zerkleinert
1 Liter Rinderknochenbrühe
2 EL Limettensaft
5 Knoblauchzehen, durchgepresst
1 EL getrockneter Oregano
¼ TL Chiliflocken
1 TL Salz
½ TL schwarzer Pfeffer
120 g Mangold, klein geschnitten

RINDFLEISCH-GEMÜSE-SUPPE

Alle Zutaten außer Mangold in einen großen Topf geben und 2 bis 3 Stunden bei mittlerer Hitze köcheln lassen, bis das Gemüse weich ist, aber noch nicht zerfällt. Jetzt Mangold einrühren und weiterrühren, bis er zart ist.
Guten Appetit!

BROKKOLISUPPE

Ergibt 4 bis 6 Portionen

450 g Brokkoli

1 Liter Knochenbrühe (welche Sie gerade haben)

Geben Sie den gesamten Brokkoli in einen mittelgroßen Stieltopf, und gießen Sie die Brühe darüber. Bis zum leichten Sieden erhitzen und dann köcheln, bis der Brokkoli gar ist (ca. 5 Minuten, je nach Größe der Röschen).

Die Suppe portionsweise mixen (füllen Sie den Mixbehälter nie weiter als bis zur halben Höhe). Pürierte Suppe wieder in den Topf geben. Mit Salz, Pfeffer und ein wenig Thymian würzen.

PIKANTE MEXIKANISCHE RINDFLEISCHSUPPE

Ergibt 4 Portionen

2 EL Olivenöl

130 g Zwiebeln, klein geschnitten

6 Knoblauchzehen, durchgepresst

1 Handvoll fein geschnittener Koriander

60 ml Limettensaft

1 TL abgeriebene Limettenschale

½ TL gemahlener Kreuzkümmel

1 TL Chilipulver

gut 1 Liter Rinderknochenbrühe

700 g Steakfleisch vom Rind, gegart und gewürfelt

100 g Avocado, klein geschnitten

Öl in einem großen Suppentopf bei mittlerer Hitze erwärmen, Zwiebeln und Knoblauch hineingeben und glasig dünsten. Koriander, Limettensaft und Limettenschale hinzufügen und gut rühren, dabei auch Kreuzkümmel und Chili einrühren. 30 Sekunden kochen, dann Knochenbrühe angießen und Fleisch hinzufügen. Aufkochen und 15 bis 20 Minuten kochen.

Vor dem Auftragen die Avocado auf die vier Portionen verteilen.

Ergibt 6 Portionen

1 EL Olivenöl

1 kleine Zwiebel, geschnitten

1 große Knoblauchzehe, durchgepresst

700 ml Hühnerknochenbrühe

240 ml Kokosmilch

350 g Kürbispüree

2 TL rote Currypaste

Salz und Pfeffer nach Geschmack

½ kg Garnelen, verzehrfertig (entdarmt und geschält)

1 Handvoll fein geschnittener frischer Koriander

KÜRBIS-GARNELEN-SUPPE MIT CURRY

Vorbereitung: Das Rezept schreibt drei Portionen Kürbispüree vor – das ist eine amerikanische Spezialität, die anderswo sehr schwer als Fertigware zu bekommen ist. Die Zubereitung ist jedoch sehr einfach. Besorgen Sie zwei kleine oder einen mittelgroßen Kürbis. Die Früchte werden geviertelt und entkernt und bei 180 Grad ca. 45 Minuten im Backofen gegart, bis sie etwas gebräunt sind und die Gabel leicht eindringt. Anschließend die Schalen von den Kürbisvierteln abziehen, was meist ganz leicht gelingt, oder unter Zuhilfenahme eines Messers. Das mürbe Kürbisfleisch im Mixer pürieren oder durch die Kartoffelpresse drücken.

Das Öl bei mittlerer Hitze in einem großen Topf erhitzen, Zwiebel und Knoblauch darin andünsten, bis die Zwiebel glasig ist (ca. 5 Minuten).
Knochenbrühe, Kokosmilch, Kürbispüree und Currypaste hinzufügen und 15 bis 20 Minuten köcheln lassen. Nach Geschmack salzen und pfeffern.
Garnelen hinzufügen und Deckel auflegen. Wenn die Garnelen nach etwa 5 Minuten eine rote Farbe haben, ist die Suppe fertig. Mit Koriander garnieren und servieren.

SÜSSE ZWIEBEL-PILZ-SUPPE

Öl in einem großen Kochtopf bei geringer Hitze erwärmen, Zwiebeln, Pilze, Knoblauch und Kräuter hineingeben und bedeckt 20 Minuten bei weiterhin geringer Wärmezufuhr garen. Gut umrühren und noch einmal 1½ Stunden kochen, dabei das Ergebnis alle halbe Stunde prüfen. Der Zustand ist richtig, wenn die Zwiebeln dunkel karamellfarben sind; das kann auch schon nach 1 Stunde der Fall sein. Zitronensaft und Tomatenmark hinzufügen und gut durchrühren. Ungefähr 120 ml Brühe angießen und den Ansatz am Boden mit dem Kochlöffel lösen. Restliche Brühe einrühren, Deckel auflegen und noch einmal 1 Stunde köcheln lassen.
Jetzt können Sie die Suppe auftragen.

Ergibt 4 Portionen

3 EL Olivenöl
390 g Zwiebeln, in dicke Scheiben geschnitten
60 g Champignons, in Scheiben geschnitten
3 Knoblauchzehen, durchgepresst
1½ EL frischer Thymian, gehackt
1½ EL frischer Rosmarin, gehackt
60 ml Zitronensaft
2 EL Tomatenmark
1,2 Liter Rinderknochenbrühe

CREMIGE SÜSSKARTOFFELSUPPE

Kokosöl bei mittlerer Hitze in einem großen Suppentopf erwärmen. Lauch etwas weich dünsten, dann Süßkartoffeln, Zwiebeln und Knoblauch hinzufügen, salzen und pfeffern. Nun die Brühe dazugießen und alles bei weiterhin mittlerer Hitze zum Kochen bringen. Dann die Hitze reduzieren und die Suppe köcheln lassen, bis die Süßkartoffeln weich sind (nach 10 bis 15 Minuten).
Fleisch und Kokosmilch hinzufügen und noch einmal erhitzen. Suppe vom Feuer nehmen und auftragen.

Ergibt 4 Portionen

1 EL Kokosöl
120 g Lauch, geschnitten
600 g Süßkartoffeln, gewürfelt
1 kleine Zwiebel, gewürfelt
2 Knoblauchzehen, durchgepresst
1,2 Liter Hühnerknochenbrühe
Salz und schwarzer Pfeffer nach Geschmack
Fleisch von 4 gegarten Hähnchenkeulen, gewürfelt
500 ml ungesüßte Kokosmilch

MITOCHONDRIEN-KRAFTSUPPE

Ergibt viele Portionen

- 3 EL Olivenöl
- 3 große Zwiebeln, klein geschnitten
- 3 Lauchstangen (nur das Weiße), klein geschnitten
- 6 Knoblauchzehen, durchgepresst
- 3 große Karotten, geschält und klein geschnitten
- 3 kleine Stangen Sellerie, klein geschnitten
- 1 Speiserübe, geschält und klein geschnitten
- 2 große Mangoldblätter, Strunk entfernt, klein geschnitten
- 8 Blätter Grünkohl, Strunk entfernt, klein geschnitten
- ¼ Weißkohl, klein geschnitten
- 2 kleine Süßkartoffeln, geschält und klein geschnitten
- ½ TL getrockneter Thymian
- Salz und schwarzer Pfeffer nach Geschmack
- 800 g gewürfelte Dosentomaten mit Flüssigkeit
- 6 Liter Knochenbrühe

Ihren Namen verdankt diese Suppe dem Einfluss von Dr. Terry Wahls auf die Entwicklung meiner Ernährung. Die Suppe ist von hoher Nährstoffdichte für die Mitochondrien Ihrer Zellen. Sie wird Sie stark und gesund machen.

Erwärmen Sie das Öl bei mittlerer Hitze in einem großen Suppentopf. Zwiebeln und Lauch hinzufügen und glasig dünsten. Knoblauch hinzufügen und noch etwas dünsten, aber nicht anbräunen. Jetzt die weiteren frischen Gemüse und die Süßkartoffeln in den Topf geben und wieder 1 bis 2 Minuten dünsten. Die Zutaten werden also nicht gar gekocht, sondern Sie entlocken ihnen so nur ihre Aromen, die sich dann in der Suppe wiederfinden. Beim Andünsten fügen Sie Thymian, Salz und Pfeffer hinzu.
Nun die Tomaten hinzurühren und anschließend die Brühe angießen. Alles mindestens 1 Stunde lang köcheln lassen. Kurz vor der Fertigstellung zerdrücken Sie ein paar Süßkartoffelstücke an der Topfwand, um die Suppe etwas sämig zu machen. Dann noch einmal umrühren, und fertig ist die Suppe.

BROKKOLI-KAROTTEN-SUPPE MIT HÄHNCHENFLEISCH

Öl in einem großen Suppentopf bei mittlerer Hitze erwärmen. Zwiebeln, Knoblauch und Salbei hinzufügen und dünsten, bis die Zwiebeln glasig sind (5 bis 7 Minuten).

Vorsichtig Kokosmilch und Brühe angießen und rühren, um eventuellen Ansatz vom Topfboden zu lösen. Brokkoli, Karotten, Salz und Pfeffer in den Topf geben und aufkochen. Bei verringerter Wärmezufuhr 10 bis 20 Minuten köcheln lassen. Das Gemüse soll weich, aber noch bissfest sein.

Die Hälfte der Suppe vorsichtig in den Mixer oder die Küchenmaschine umfüllen, abkühlen lassen und dann glatt pürieren. Kokoscreme und Fleisch in den Topf einrühren, dann die pürierte Suppe dazugeben. Alles zusammen auf mittlerer Stufe erhitzen.

Gleich servieren, damit die verbliebenen Gemüsestücke nicht zu weich werden. Guten Appetit!

Ergibt 4 Portionen

2 EL Olivenöl
260 g Zwiebeln, gewürfelt
4 Knoblauchzehen, durchgepresst
1 EL getrockneter Salbei
240 ml Kokosmilch
1 Liter Hühnerknochenbrühe
320 g Brokkoli, klein geschnitten
60 g Karotten, gewürfelt
1 TL Salz
½ TL schwarzer Pfeffer
120 g Kokoscreme
4 mittelgroße Hähnchenbrustfilets, gegart und zerkleinert

Ergibt 4 Portionen

2 EL Olivenöl
130 g Schalotten oder Zwiebeln, gewürfelt
4 Knoblauchzehen, durchgepresst
½ EL Thymian, getrocknet
1 TL Salz
½ TL schwarzer Pfeffer
400 g geröstete Tomaten, gewürfelt (Tomatenhälften im Backofen erhitzen, bis sie braune Flecken bekommen; abkühlen lassen und würfeln)
480 ml passierte Tomaten
240 ml Hühnerknochenbrühe
¼ Bund frisches Basilikum, klein geschnitten

Simply-Paleo-Sonderzutat:
Parmigiano reggiano

SUPPE MIT BACKTOMATEN UND BASILIKUM

Olivenöl in einem großen Suppentopf bei mittlerer Hitze erwärmen, Schalotten, Knoblauch und Gewürze hinzufügen und dünsten, bis die Schalotten glasig sind (5 bis 7 Minuten).

Vorsichtig die gewürfelten Tomaten, die passierten Tomaten und die Brühe hinzufügen und rühren, um eventuellen Ansatz vom Boden zu lösen.

Aufkochen und dann bei reduzierter Hitze 10 bis 20 Minuten köcheln lassen. Vom Herd nehmen und gleich servieren, wenn Sie Brocken und Bröckchen in der Suppe mögen. Falls nicht, Suppe abkühlen lassen, in Portionen mixen und anschließend noch einmal erhitzen. Basilikum einrühren, auftragen und genießen!

Ein wenig aufgestreuter Parmesan macht die Suppe unwiderstehlich lecker!

KOKOS-GARNELEN-SUPPE MIT ZUCCHINISTREIFEN

In einem großen Suppentopf Brühe, Fischsoße, Limettensaft, Ingwer, Knoblauch, Honig, Chiliflocken, gemahlene Korianderkörner und Paprika bei mittlerer Hitze erwärmen. Aufkochen und sofort Zucchinistreifen und Kokosmilch einrühren. Hitze zurückschalten und Suppe 5 bis 7 Minuten köcheln lassen.

Garnelen hineingeben und noch einmal 2 bis 3 Minuten kochen, bis sie rote Farbe haben und gar sind. Koriander und Frühlingszwiebeln einrühren und sofort servieren.

Ergibt 4 bis 6 Portionen

500 ml Hühnerknochenbrühe
3 EL Fischsoße
3 EL Limettensaft
1 EL frisch geriebener Ingwer
2 Knoblauchzehen, durchgepresst
1 EL naturbelassener Honig
½ TL Chiliflocken
¼ TL gemahlene Korianderkörner
150 g Paprika, klein geschnitten
340 g dünne Zucchinistreifen
350 ml Kokosmilch
450 g Garnelen, entdarmt und geschält
½ Bund frischer Koriander, gehackt
2 EL Frühlingszwiebeln, geschnitten

Ergibt 4 bis 6 Portionen

2 Avocados, zerkleinert
400 g frische Tomaten oder Dosentomaten, gewürfelt
130 g rote Zwiebeln, klein geschnitten
2 Knoblauchzehen, durchgepresst
2 EL Limettensaft
¼ Bund fein geschnittener Koriander
240 ml Kokosmilch, gekühlt
180 ml Fischfond
120 ml kaltes Wasser
1 EL Zitronensaft
450 g Krabbenfleisch
1 TL Salz
1 gestr. TL schwarzer Pfeffer

GAZPACHO MIT KRABBENFLEISCH UND AVOCADO

Avocados, Tomaten, Zwiebeln, Knoblauch, Limettensaft und Koriander in der Küchenmaschine verarbeiten, bis die Masse annähernd glatt, aber noch ein wenig stückig ist.

In einer großen Schüssel Kokosmilch, Fischfond, Wasser, Zitronensaft und Krabbenfleisch gut vermischen. Die Avocado-Mischung hineinrühren, bis eine gleichmäßige Konsistenz erreicht ist. Mit Salz und Pfeffer würzen und gut verschlossen ½ Stunde in den Kühlschrank stellen. Kalt genießen.

HERZHAFTE SUPPE MIT HÜHNER-FLEISCH UND NUDELN

Ergibt 4 bis 6 Portionen

2 EL Olivenöl
1 kleine Zwiebel, geschnitten
2 Knoblauchzehen, durchgepresst
1 TL getrockneter Salbei
120 g Karotten, in Scheiben geschnitten
30 g tiefgekühlte grüne Bohnen, halbiert
1 Liter Hühnerknochenbrühe
60 g Grünkohl, klein geschnitten
450 g Fleisch von Hähnchenkeulen, gewürfelt
1 TL Salz
½ TL (oder nach Geschmack) schwarzer Pfeffer
450 g frische Kelp-Nudeln, abgespült (im Internethandel erhältlich)

Öl in einem großen Suppentopf bei mittlerer Hitze erwärmen, Zwiebel, Knoblauch, Salbei und Karotten hinzufügen und 7 bis 10 Minuten dünsten, bis die Zwiebeln glasig sind und die Karotten weich zu werden beginnen.

Grüne Bohnen und Brühe hinzufügen und rühren, um eventuellen Bodenansatz zu lösen. Grünkohl, Fleisch, Salz und Pfeffer in den Topf geben. Aufkochen und dann bei niedriger Hitze 4 bis 7 Minuten köcheln lassen, bis der Grünkohl weich wird und das Fleisch durch ist. Die Nudeln hinzufügen und noch einmal 1 Minute aufkochen. Sofort auftragen.

Ergibt 4 bis 6 Portionen

2 EL Kokosöl
1 knappes Kilo Rindergulasch
Salz und Pfeffer nach Geschmack
120 g Karotten, in dicke Scheiben geschnitten
1 Liter Kokosmilch
1 EL rote Currypaste
500 ml Rinderknochenbrühe
400 g Süßkartoffeln, in Würfel geschnitten
120 g Pak Choi, klein geschnitten
225 g frische Kelp-Nudeln, abgespült

KOKOS-CURRY-SUPPE MIT RINDFLEISCH

Öl in einem großen Suppentopf bei mittlerer Hitze erwärmen. Fleisch anbräunen, salzen und pfeffern. Karotten hinzufügen und weiter erhitzen, bis sie zu karamellisieren beginnen.

Jetzt Kokosmilch, Currypaste, Brühe, Süßkartoffeln und Pak Choi in den Topf geben, aufkochen und 30 bis 45 Minuten köcheln lassen oder bis die Süßkartoffeln weich sind. Kelp-Nudeln hinzufügen, das Ganze noch einmal gut erhitzen und sofort auftragen und genießen.

HÜHNERSUPPE ITALIENISCH

Ergibt 4 bis 6 Portionen

Für die Fleischbällchen:

450 g Hühnerhackfleisch (beim Metzger vorbestellen)
1 TL getrocknetes Basilikum
1 TL getrockneter Oregano
1 Knoblauchzehe, durchgepresst

Für die Suppe:

2 EL Olivenöl
500 ml passierte Tomaten
700 ml Hühnerknochenbrühe
130 g Zwiebeln, klein geschnitten
150 g rote Paprika, klein geschnittene
30 g Lauch, geschnitten
3 Knoblauchzehen, durchgepresst
1 TL Salz
½ TL schwarzer Pfeffer
1 EL getrocknetes Basilikum
40 g Champignons, klein geschnitten

Fleisch in einer Schüssel mit Basilikum, Oregano und Knoblauch verkneten und zu kleinen Kugeln (2,5 cm) formen. Olivenöl in einem großen Suppentopf bei mittlerer Hitze erwärmen. Fleischklößchen von allen Seiten anbräunen. In einer Schüssel passierte Tomaten, Brühe, Zwiebeln, Paprika, Lauch, Knoblauch, Salz, Pfeffer und Basilikum verrühren und in den Topf gießen. Deckel auflegen und 45 bis 60 Minuten bei niedriger Hitze kochen. Wärmezufuhr etwas erhöhen, Pilze in die Suppe geben und gut umrühren. Deckel wieder auflegen und noch einmal 15 bis 20 Minuten köcheln lassen, bis die Pilze gar sind. Sofort genießen!

Grundsätzlich eignet sich Suppe wunderbar, wenn man sich nach Paleo-Gesichtspunkten ernähren möchte. Jetzt wird es Zeit, dass wir uns auch andere Arten von Paleo-Gerichten erarbeiten. Im nächsten Kapitel unterbreite ich Ihnen Rezepte für vier volle Wochen mit jeweils drei Mahlzeiten pro Tag. Also frisch ans Werk!

7

Speisepläne für einen Monat Simply Paleo

Die Planung der Mahlzeiten kann zu einer schwierigen Aufgabe werden, selbst für Organisationstalente. Erst macht es Spaß, dann fängt es an zu nerven, und nach mehreren Stunden bekommt man Lust, Kochbücher, Computer und was sonst noch dazugehört aus dem Fenster zu werfen und den Pizzaservice anzurufen.

Es melden sich Gedanken wie: »Ist das überhaupt was für mich? Wie geht man da vor? Bin ich jetzt für den Rest meines Lebens zu Steak mit Grünkohl morgens, mittags und abends verdammt?«

Tatsächlich geben viele nach einer Woche auf und kehren zu dem zurück, was sie gewohnt sind. Vorausschauende Planung überfordert sie ganz einfach.

Ob Sie Ihre Speisepläne selbst aufstellen wollen oder nicht, jedenfalls möchte ich Ihnen ein paar wirksame Strategien dafür mitgeben. Damit kenne ich mich nämlich aus. Reader's Digest hat mich nicht umsonst die »Mutter der Menüplanung« genannt. Man kann sagen, dass ich auf diesem Gebiet einen gewissen Namen habe.

Erst einmal müssen Sie sich Klarheit darüber verschaffen, wie Ihre Mahlzeiten grundsätzlich aussehen sollen. Ein ganz unkompliziertes Frühstück könnte zum Beispiel aus einem Smoothie bestehen. Das ist auch gleich meine erste Empfehlung – es ist einfach, für öffentliche Verkehrsmittel oder für Carsharing geeignet und ungemein nahrhaft für einen starken Start in den Tag. Sollten Sie eine Portion Rinderbrühe zum Frühstück mögen, kann ich Sie darin nur bestärken.

Ich persönlich halte auch das Mittagessen gern einfach. Wenn ich im Kühlschrank ein Gefäß mit Mitochondrien-Kraftsuppe bereithalte, ist für das schnelle Mittagessen schon fast gesorgt. Ich schneide nur noch ein wenig Eiweißhaltiges vom Vorabend klein, erhitze es kurz, und schon steht das Essen auf dem Tisch. Wenn es dazu noch einen Salat gibt, sind Sie im Hinblick auf die Nährstoffbilanz erstklassig versorgt.

Ich habe Ihnen im folgenden Kapitel Vollverköstigung für einen ganzen Monat zusammengestellt, und Sie können immer wieder auf die-

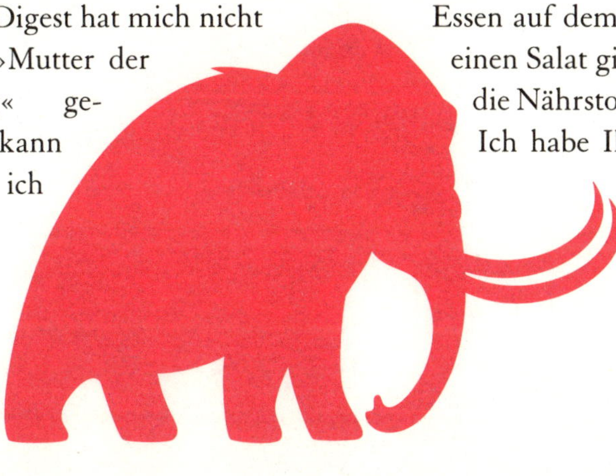

sen Fundus zurückgreifen, während Sie sich nach und nach auf die neue Steinzeitkost einstellen. In dieser Aufstellung finden Sie nicht nur die Speisepläne, sondern auch die Einkaufslisten dazu – alles ist für einen vierköpfigen Haushalt berechnet und umfasst alle drei Hauptmahlzeiten des Tages.

In der Phase des Übergangs zur Simply-Paleo-Ernährung werden Sie vermutlich auf einige Rezepte immer wieder zurückgreifen. Sie müssen einfach ein paar gute Beilagen griffbereit haben, sonst kochen Sie am Ende doch wieder einfach nur Kartoffeln oder Nudeln.

Vier Grundrezepte für Simply-Paleo-Beilagen

Diese Gerichte schüttle ich heute aus dem Ärmel, nachdem ich sie unzählige Male zubereitet habe. Sicherlich wird es Ihnen nach einiger Zeit nicht anders gehen.

BLAUER SPINATSALAT

Zutaten

100 g frischer Spinat
120 g Walnüsse, gehackt
2 EL Balsamico-Essig
6 EL Olivenöl
240 g frische Heidelbeeren
1 kleine rote Zwiebel, dünn geschnitten

Zuerst den Spinat in die Salatschüssel geben, dann die übrigen Zutaten hineingeben. Gründlich mischen und mit dem Olivenöl und dem Balsamico-Essig abschmecken, bevor Sie servieren.

GRUNDREZEPT: LEANNES VINAIGRETTE

Zutaten

½ EL Paleo-Senf
1½ EL Balsamico-Essig
½ EL Zitronensaft
1 kleine Knoblauchzehe, durchgepresst
4 EL Olivenöl
Salz und Pfeffer nach Geschmack

Alle Zutaten mit dem Schneebesen gut verrühren. Diese Vinaigrette passt zu allem Grünen, das Sie gerade im Kühlschrank haben.

BLUMENKOHL-PÜREE

Zutaten
1 Blumenkohl, klein geschnitten
2 EL Butter
Salz und Pfeffer nach Geschmack
Simply-Paleo-Sonderzutat:
2 EL Frischkäse

Blumenkohlröschen dämpfen, bis die Gabel leicht eindringt. Wasser abtropfen lassen und Blumenkohl mit sauberem Küchenhandtuch abtrocknen. Blumenkohl mit Butter, Salz und Pfeffer und ggf. Frischkäse im Mixer oder in der Küchenmaschine zu einer köstlichen Beilage verarbeiten.

BLUMENKOHL-»REIS«

Zutaten
1 Blumenkohl, klein geschnitten
Salz und Pfeffer nach Geschmack

Den rohen Blumenkohl in der Küchenmaschine oder im Mixer vorsichtig bis zu einer Konsistenz verarbeiten, die an Reis erinnert. Wie Reis dämpfen, bis eine entsprechende Bissfestigkeit erreicht ist. Das restliche Wasser abgießen, salzen und pfeffern und mit der Gabel auflockern. Alles Weitere überlasse ich Ihrer Kreativität, aber zur Orientierung können Sie sich etwas weiter unten das Mittagsgericht für den siebten Tag der ersten Woche ansehen: Gebratener »Reis«.

Einkaufsliste für die erste Woche

Wenn Sie die Gerichte für die Woche jeweils für vier Personen nachkochen wollen, verschaffen Sie sich zunächst einen Überblick über die benötigten Lebensmittel und planen den Großeinkauf am Wochenende. Natürlich können Sie auch jeden Tag frische Zutaten einkaufen. Wenn Sie ein Gericht mehrfach zubereiten möchten oder einen Rezeptvorschlag gar nicht nachkochen wollen, ist das kein Problem. Passen Sie die Einkaufsliste einfach an. Einige Zutaten, wie Gewürze und Konserven, haben Sie vielleicht schon in Ihrem Haushalt. Streichen Sie diese gegebenenfalls von Ihrer Liste. Die kursiv geschriebenen Zutaten werden für die vorgeschlagenen Beilagen verwendet, sie sind also nicht zwingend notwendig.

Eiweißhaltiges

- Eier
- Frühstücksspeck
- Garnelen, geschält und entdarmt
- Putenbraten, in Scheiben
- Räucherschinken, in Scheiben
- Hähnchenbrustfilet
- Rumpsteak oder Rindersteak
- Würstchen
- Krakauer Würstchen
- Heilbuttfilet
- Lachsfilet
- Schweinekoteletts, entbeint
- italienischer roher Schinken

Würzmittel und Gewürze

- Ghee
- Kokosöl
- Olivenöl
- naturbelassener Honig
- Coconut Aminos oder Soja-Soße
- Reisessig
- Apfelessig
- Rotweinessig
- Senf
- Vanilleextrakt
- *Oliven*
- Salz
- Pfeffer
- Chiliflocken
- Rosmarin
- Paprika
- Knoblauchpulver
- Zwiebelpulver
- Zimt
- Cayennepfeffer
- Chilipulver
- frischer Thymian
- frische Petersilie

Obst und Gemüse

- Süßkartoffeln
- Zwiebeln (rot und weiß)
- Knoblauchzehen
- Gurke
- Avocado
- Okra
- Roma-Tomaten
- Strauchtomaten
- Jalapeño-Paprika
- Mango
- Ananas

- Radieschen
- Sellerie
- Kirschtomaten
- Paprika (rot, gelb und grün)
- Kopfsalat oder anderer großblättriger Salat
- Romanasalat
- gemischtes junges Blattgrün
- Spinat
- Karotten
- Butternusskürbis
- Limetten
- Zitronen
- Blumenkohl
- *grüne Salatmischung (dunkelgrün, kein Eisbergsalat!)*
- *Salatgarnierung (Mandelstifte, Rosinen, zerkleinerte Zwiebeln – was Sie mögen)*
- *Brokkoli*
- *Blumenkohl*
- *grüne Bohnen*
- *Spargel*

Konserven

- Kokosmilch
- Hühnerfond

Sonstiges

- Cashewkerne
- ungeschälte Mandeln
- Kokosraspeln
- getrocknete Feigen
- getrocknete Cranberrys, ungesüßt
- Weißwein
- Orangensaft
- Zahnstocher
- hölzerne Fleischspieße

FRÜHSTÜCK: SÜSSKARTOFFEL-RÜHREI

Ergibt 4 Portionen

1 EL Kokosöl
1 Süßkartoffel, geschält und gewürfelt
1 kleine rote Zwiebel, klein geschnitten
2 Knoblauchzehen, durchgepresst
8 Eier
Salz und schwarzer Pfeffer nach Geschmack

Kokosöl in einer großen Bratpfanne bei mittlerer Hitze erwärmen. Süßkartoffel, Zwiebel und Knoblauch hinzufügen, sobald das Öl geschmolzen ist. Süßkartoffel dünsten, bis sie weich zu werden beginnt, dabei immer wieder rühren. Hitze etwas herunterschalten, verquirlte Eier hinzugeben und unter Rühren garen (3 bis 5 Minuten). Mit Salz und Pfeffer würzen und servieren.

MITTAGESSEN: BELEGTE »BROTE« NACH PALEO-ART

Ergibt 4 Portionen

8 große Kopfsalatblätter
Paleo-Senf
1 Gurke, in Scheiben geschnitten
1 Avocado, in Scheiben geschnitten
1 große Tomate, in Scheiben geschnitten
½ Zwiebel, in Ringe geschnitten
4 Scheiben Frühstücksspeck, halbiert und angebraten
225–450 g Putenaufschnitt
Salz und schwarzer Pfeffer

Die Salatblätter vertreten in diesem Rezept das Brot. Man bestreicht das Salatblatt ein- oder beidseitig mit etwas Senf und schichtet dann Gurke, Avocado, Tomate, Zwiebel, Speck und Putenscheiben darauf. Jetzt nur noch etwas Pfeffer und Salz, und das Mittagessen (das sich übrigens auch für unterwegs eignet) ist fertig. Sie können eine Reihe belegte »Brote« vorbereiten oder stellen einfach alles bereit, so dass sich jeder selbst bedienen kann.

ABENDESSEN: HÄHNCHENBRUST MIT HONIG-CASHEW-KRUSTE

Die ersten fünf Zutaten in einer Schüssel verrühren. Die Filets darin wenden und jedes sofort ringsum mit Cashewkernen bestreuen. Ghee in einer großen Bratpfanne bei mittlerer Hitze erwärmen, die Filets darin anbraten und 4 bis 6 Minuten weiterbraten, bis sie durch sind.

Beilagenvorschlag: gedämpfter Grünkohl oder ein großer Salat.

Ergibt 4 Portionen

90 g naturbelassener Honig
1½ EL Coconut Aminos oder Soja-Soße
2 Knoblauchzehen, durchgepresst
1 TL Salz
1 TL Chiliflocken
6 Hähnchenbrustfilets (2 davon für morgen mitbraten)
130 g Cashewkerne, fein gehackt
1–2 EL Ghee

Ergibt 4 Portionen

8 Scheiben roher Schinken oder Frühstücksspeck
8 Eier
Salz und schwarzer Pfeffer nach Belieben

FRÜHSTÜCK: SPIEGELEI MIT SCHINKEN

Backen Sie zunächst in einer großen Pfanne auf mittlerer Hitze Ihren Schinken oder Speck, 3 bis 6 Minuten von beiden Seiten, je nachdem, wie kross Sie ihn mögen. Fertige Scheiben aus der Pfanne nehmen, dann das Fett in eine Schale abgießen. Eine zweite Pfanne auf mittlerer Hitze erwärmen und 1 bis 2 Esslöffel von dem Fett hineingeben, dann ein paar Eier in die Pfanne schlagen. Wenn das Eigelb weich sein soll, backen Sie es zuerst, bis das Eiweiß milchig wird (1 bis 2 Minuten), um es dann mit dem Pfannenwenderl zu wenden und noch einmal 1 bis 2 Minuten zu braten. Salzen und pfeffern und mit dem Schinken servieren.

Ergibt 4 Portionen

Für den Salat:

40 g Romanasalat
60 g frischer Spinat
30 g Karotten, klein geschnitten
1 Gurke, in Scheiben geschnitten
1 kleine rote Zwiebel, klein geschnitten
20 g rohe Cashewkerne, gehackt
2 gebratene Hähnchenbrustfilets (von gestern Abend), gegart und zerkleinert

Für die Vinaigrette:

4 EL Olivenöl
3 Knoblauchzehen, durchgepresst
1 TL Salz
1 TL schwarzer Pfeffer
2 EL Coconut Aminos oder Soja-Soße
1 EL naturbelassener Honig
2 EL Reisessig

MITTAGESSEN: ASIA-SALAT

Die Salatzutaten in einer großen Schüssel mischen und in einer kleineren Schüssel die Vinaigrette vorbereiten. Jede Salatportion verträgt 1 bis 2 Esslöffel Vinaigrette, und schon steht das Mittagessen auf dem Tisch.

ABENDESSEN: SENFSTEAK

In einer Schüssel alle Zutaten außer den Steaks verquirlen. Steaks in einen verschließbaren Plastikbeutel geben und die Marinade dazugießen. 5 Stunden oder über Nacht im Kühlschrank aufbewahren.

Pfanne auf mittlerer Hitze vorwärmen. Steaks aus der Tüte nehmen und je nach Dicke 4 bis 6 Minuten pro Seite bis zur gewünschten Garstufe anbraten.

Beilagenvorschlag: gebratene Süßkartoffeln und gedünstete grüne Bohnen.

Ergibt 4 Portionen

2 EL Olivenöl
2 EL Paleo-Senf
1 EL naturbelassener Honig
3 EL Apfelessig
4 Knoblauchzehen, durchgepresst
1 TL Salz
1 TL schwarzer Pfeffer
4 Rumpsteaks oder Rindersteaks à 170 g

FRÜHSTÜCK: SPINATKUCHEN MIT WÜRSTCHEN

Ergibt 4 Portionen

8 Eier
30 g frischer Spinat
ca. 140 g Würstchen, zerkleinert
1 TL Salz
1 TL schwarzer Pfeffer
1 TL Paprika
½ TL getrockneter Rosmarin
1 EL Ghee

Backofen auf 175 Grad vorheizen.
Eier aufschlagen und in einer Schüssel verquirlen, alle weiteren Zutaten außer Ghee einrühren. Ghee zerlassen und eine Quiche-Form gleichmäßig damit ausstreichen. Eimasse hineingeben und 30 bis 40 Minuten backen, bis die Masse gestockt ist.

MITTAGESSEN: RADIESCHEN-SCHASCHLIK

Ergibt 4 Portionen

4–6 Radieschen, in Scheiben geschnitten
1 Gurke, in Scheiben geschnitten
1 Avocado, gewürfelt
1 große Handvoll Kirschtomaten
225–450 g Putenaufschnitt
Paleo-Senf (falls gewünscht)
hölzerne Zahnstocher oder Schaschlikspieße

Das ist ein Essen mit Spaßfaktor, vor allem für Kinder, die erfahrungsgemäß ihre helle Freude daran haben. Spießen Sie abwechselnd Pflanzliches und Tierisches auf die Spieße. Es kann sich als praktisch erweisen, die Putenscheiben zusammenzuklappen oder zu halbieren. Wer mag, kann die Stäbe in etwas Senf tunken.

ABENDESSEN: GLASIERTER HEILBUTT

In einer Schüssel alle Zutaten außer Fisch und Ghee verquirlen. Fischfilets beiderseits damit einpinseln. Ghee in einer großen Pfanne bei mittlerer Hitze erwärmen und Fisch auf beiden Seiten je 3 bis 4 Minuten braten, bis eine schöne Kruste entstanden ist.

Beilagenvorschlag: Karotten, Brokkoli und Blumenkohl, gedämpft.

Ergibt 4 Portionen

80 ml Weißwein
3 EL naturbelassener Honig
1 EL Paleo-Senf
1 TL Salz
1 TL schwarzer Pfeffer
½ TL Knoblauchpulver
½ TL Zwiebelpulver
6–7 Heilbuttfilets à ca. 170 g (davon 2 oder 3 mitbraten für morgen Mittag)
2 EL Ghee

VIERTER TAG

FRÜHSTÜCK: SÜSSKARTOFFEL-RÖSTI UND RÜHREI

Ergibt 4 Portionen

8 Scheiben Frühstücksspeck
3 EL Ghee
2 EL naturbelassener Honig
1 Süßkartoffel, geschält und gewürfelt
8 Eier
Salz und schwarzer Pfeffer nach Geschmack

Backofen auf 190 Grad vorheizen.

Frühstücksspeck braten. 2 Esslöffel Ghee zerlassen und mit dem Honig schaumig rühren. Über die Süßkartoffeln gießen und vermischen, bis alles gut benetzt ist. Die Masse auf einem Backblech ausstreichen und 10 bis 15 Minuten backen, dabei gut im Auge behalten, damit nichts anbrennt. Den restlichen Esslöffel Ghee in einer großen Pfanne bei mittlerer Hitze erwärmen. Die aufgeschlagenen und verquirlten Eier hineingeben, salzen, pfeffern und zu Rührei verarbeiten, was ungefähr 5 Minuten dauert. Mit Rösti und Schinken anrichten.

MITTAGESSEN: FISCH-TACOS MIT MANGO-SALSA

Ergibt 4 Portionen

Für die Tacos:

2 oder 3 bereits gegarte Fischfilets vom Vortag, zerkleinert
8 große Kopfsalatblätter
1 EL Kokosöl
1 Zwiebel, klein geschnitten
1 rote Paprika, in Streifen geschnitten
1 gelbe Paprika, in Streifen geschnitten

Für die Salsa:

1 große Mango, geschält und klein geschnitten
2 EL naturbelassener Honig
1 Jalapeño, entkernt und zerkleinert
½ rote Zwiebel, klein geschnitten
3 Roma-Tomaten, klein geschnitten
1 TL Salz
1 EL Limettensaft

Geben Sie je eine Handvoll Fisch in jedes Salatblatt. Kokosöl in einer Bratpfanne bei mittlerer Hitze erwärmen und Zwiebel und Paprika darin dünsten. Unter häufigem Rühren 5 bis 8 Minuten weiter erhitzen, bis die Zwiebel glasig und die Paprikastreifen weich sind. Verteilen Sie je eine Handvoll davon auf dem Fisch im Salatblatt. Alle Salsa-Zutaten in die Küchenmaschine geben und zu einer gleichmäßigen Masse verarbeiten. Salsa über die »Tacos« geben – und fertig ist das Mittagessen!

ABENDESSEN: PIKANTES KOTELETT

Alle Zutaten außer dem Fleisch in einer Schüssel gut verrühren. Fleisch in einen verschließbaren Plastikbeutel geben, die Marinade dazugießen, den Beutel verschließen und 4 Stunden oder über Nacht im Kühlschrank aufbewahren. Pfanne auf mittlere Temperatur vorwärmen. Entbeinte Koteletts aus der Marinade nehmen und beiderseits 4 bis 6 Minuten bis zum gewünschten Garpunkt anbraten.

Beilagenvorschlag: Ein großer grüner Salat eignet sich besonders gut.

Ergibt 4 Portionen

4 EL Apfelessig
2 EL Olivenöl
1 EL naturbelassener Honig
2 EL Coconut Aminos oder Soja-Soße
4 Knoblauchzehen, durchgepresst
1 TL Salz
1 TL Chiliflocken
4 entbeinte Schweinekoteletts à ca. 170 g

FRÜHSTÜCK: FLORENTINISCHE EIER

Ergibt 4 Portionen

1 EL Apfelessig
4–8 Scheiben italienischer roher Schinken
1 EL Ghee
2 Knoblauchzehen, durchgepresst
½ Zwiebel, klein geschnitten
60 g frischer Spinat
1 große Tomate, in Scheiben geschnitten
8 Eier
Salz und schwarzer Pfeffer nach Geschmack

Bei dieser typisch amerikanischen Spezialität handelt es sich um eine Abwandlung der berühmten und weltweit in Hotels angebotenen Eggs Benedict.

Zubereitung:

Backofen auf 190 Grad vorheizen. Einen Topf halb mit Wasser füllen, den Apfelessig hineingießen und bis knapp vor dem Sieden erhitzen. Inzwischen den Schinken auf einem Backblech auslegen und 5 bis 10 Minuten backen, bis er knusprig ist. Ghee in einer Pfanne bei mittlerer Hitze erwärmen, Knoblauch, Zwiebel und Spinat hinzufügen und 2 bis 5 Minuten dünsten, bis der Spinat weich ist. Von der Wärmequelle nehmen. Inhalt der Pfanne auf vier Teller verteilen, mit Schinken und Tomatenscheiben belegen.
Das Wasser im Topf soll leicht sieden. Schlagen Sie 1 Ei so in eine kleine Schale oder Tasse, dass der Dotter unverletzt bleibt, und lassen Sie es in das leicht siedende Wasser gleiten. Nach 2 bis 4 Minuten wird das Eiweiß fest, und das Eigelb ist dann weich bis mittelfest. Heben Sie das Ei mit dem Schaumlöffel aus dem Wasser, und verfahren Sie mit den weiteren ebenso.
Was Sie bereits auf den Tellern angerichtet haben, wird mit je 2 Eiern belegt. Salzen und pfeffern nach Geschmack.

MITTAGESSEN: COBB-SALAT-WRAPS

»Cobb Salad« ist ein klassischer gemischter Salat der US-amerikanischen Küche.

Die Wraps werden bei dieser ansonsten sehr amerikanischen Kreation von den Salatblättern gebildet, die Sie innen mit Senf bestreichen. Dann die übrigen Zutaten hineinschichten, mit der Vinaigrette beträufeln und zum Wrap zusammenrollen.

Auch sehr schön zum Mitnehmen geeignet.

Ergibt 4 Portionen

Paleo-Senf

8 große Kopfsalatblätter
2 hartgekochte Eier, geschält und gehackt
2 Hähnchenbrustfilets, gegart und klein geschnitten
1 große Tomate, geschnitten
1 Avocado, klein geschnitten
225 g Räucherschinken
Leannes Vinaigrette (Rezept S. 105)

ABENDESSEN: HÄHNCHEN-ANANAS-KEBAB SÜSSSAUER

Freiluftgrill auf mittlere Wärme vorbereiten. Die Soßenzutaten in einer Schüssel verquirlen, dann die Kebab-Zutaten abwechselnd auf die Spieße stecken. Kebabs gut mit Soße tränken und auf jeder Seite 4 bis 6 Minuten grillen, bis sie durch sind.

Beilagenvorschlag: pfannengerührtes Gemüse (was Sie gerade haben) oder Blumenkohl-»Reis«.

Ergibt 4 Portionen

Für die Kebabs:

4 Hähnchenbrustfilets (für dieses Rezept werden 3 verwendet, 1 können Sie für das morgige Mittagessen aufheben)
1 rote Paprika, grob zerkleinert
1 gelbe Paprika, grob zerkleinert
1 rote Zwiebel, grob zerkleinert
1 Ananas, grob zerkleinert
hölzerne Schaschlikspieße (½ Stunde in Wasser legen, damit sie nicht Feuer fangen)

Für die Soße:

2 EL naturbelassener Honig
4 EL Coconut Aminos oder Soja-Soße
2 TL Rotweinessig
1 EL Olivenöl
1 TL Salz
1 TL Zimt

FRÜHSTÜCK: PALEO-KNUSPERFRÜHSTÜCK

Ergibt 4 Portionen

- 75 g ungeschälte Mandeln
- 75 g Cashewkerne
- 50 g Kokosraspeln
- 4 Trockenfeigen, klein geschnitten
- 25 g getrocknete Cranberrys, ungesüßt
- 3 EL Ghee
- 2 EL Orangensaft
- 100 ml naturbelassener Honig
- 1 TL Vanilleextrakt
- ½ TL Salz

Backofen auf 150 Grad vorheizen. Mandeln und Cashewkerne im Mixer zerkleinern, bis sie grob gehackt sind. In eine Schüssel geben und Kokosraspeln, Feigen und Cranberrys hinzufügen. Ghee zerlassen. In einer Schale Orangensaft, Honig, Ghee, Vanille und Salz verrühren. Über die Trockenmischung gießen und gut durchmischen, bis alles benetzt ist. Auf einem Backblech ausbreiten und 20 bis 25 Minuten backen beziehungsweise bis alles ganz leicht gebräunt und knusprig ist.

MITTAGESSEN: GEBRATENER »REIS«

Ergibt 4 Portionen

- 2 EL Kokosöl
- 1 Zwiebel, klein geschnitten
- 3 Knoblauchzehen, durchgepresst
- 1 grüne Paprika, in Streifen geschnitten
- 1 rote Paprika, in Streifen geschnitten
- 1 Blumenkohl, gedämpft
- 2 Eier
- 2 EL Coconut Aminos oder Soja-Soße
- 1 TL Salz
- 1 TL Chiliflocken
- 120 g Fleisch Ihrer Wahl, gegart und in Würfel geschnitten (Reste vom gestrigen Abendessen, aber auch andere Fleischreste sind geeignet)

Kokosöl im Wok bei mittlerer Hitze erwärmen, Zwiebel, Knoblauch und Paprika hinzufügen und 2 Minuten unter gelegentlichem Rühren dünsten, bis die Zwiebel glasig ist.

Inzwischen den Blumenkohl in der Küchenmaschine häckseln, bis er eine reisartige Konsistenz hat. Blumenkohl-»Reis« in den Wok geben und bissfest garen. Den gesamten Inhalt auf eine Seite schieben und in den freien Teil die aufgeschlagenen Eier geben. Zügig zu Rührei verarbeiten, dann den gesamten Wokinhalt gut durchmischen und den »Reis« kräftig anbraten.

Kurz vor der Fertigstellung die restlichen Zutaten mit dem Fleisch hinzufügen. Noch ein paarmal umrühren und dann servieren.

ABENDESSEN: LACHS IM GEWÜRZMANTEL

Die Gewürze in einer Schale mischen. In einer zweiten Schale Honig, Orangensaft und Apfelessig verrühren und die Fischfilets damit rundum bestreichen. Anschließend die Gewürzmischung gleichmäßig auf die Filets verteilen.

Kokosöl in einer ausreichend großen Pfanne bei mittlerer Hitze erwärmen und die Lachsfilets für je 2 bis 4 Minuten von beiden Seiten braten, bis sie gar sind.

Beilagenvorschlag: gedämpfter Brokkoli und Blumenkohl-»Reis«.

Ergibt 4 Portionen

1 TL Salz
1 TL schwarzer Pfeffer
1 TL Paprika
½ TL Cayennepfeffer
½ TL Chilipulver
½ TL Knoblauchpulver
¼ TL Zwiebelpulver
¼ TL Chiliflocken
¼ TL Zimt
2 EL naturbelassener Honig
1 EL Orangensaft
1 TL Apfelessig
4 Lachsfilets à ca. 170 g
1 EL Kokosöl

FRÜHSTÜCK: SÜSSKARTOFFEL-RÖSTI MIT POCHIERTEN EIERN

Ergibt 4 Portionen

- 3 große Süßkartoffeln, gedämpft und gewürfelt
- 1 Zwiebel, gehackt
- 2 EL Ghee
- 3 Knoblauchzehen, fein gehackt
- 1 EL frischer Thymian, gehackt
- 1 TL Salz
- ½ TL schwarzer Pfeffer
- 4 Eier
- 2 EL Petersilie, gehackt

Backofen auf 200 Grad vorheizen. In einer Schüssel alles außer den Eiern und der Petersilie zusammenrühren. Die Masse auf ein mit Backpapier ausgelegtes Backblech geben und unter mehrmaligem Wenden 15 bis 20 Minuten backen, bis die Süßkartoffeln goldbraun sind. Inzwischen die Eier pochieren. Süßkartoffel-Rösti gleichmäßig auf die Teller verteilen, mit Petersilie bestreuen, mit je 1 Ei belegen und servieren.

MITTAGESSEN: GARNELEN MIT BLATTGEMÜSE

Ergibt 4 Portionen

- 2 EL Kokosöl
- 1 große rote Paprika, klein geschnitten
- 1 rote Zwiebel, klein geschnitten
- 1 Knoblauchzehe, durchgepresst
- 450 g Garnelen, geschält und entdarmt
- 6 Portionen gemischtes junges Blattgemüse
- 2 EL ungesüßte Kokosmilch
- 1 Zitrone, Saft und abgeriebene Schale
- 1 TL Salz
- ½ TL schwarzer Pfeffer

Kokosöl in einer Bratpfanne bei mittlerer Hitze erwärmen. Paprika, Zwiebel und Knoblauch hinzufügen und dünsten, bis die Zwiebel weich ist. Garnelen in die Pfanne geben, mitdünsten, bis sie undurchsichtig und rot sind (2 bis 4 Minuten), dabei einmal wenden. Blattgemüse hinzufügen und erhitzen, bis es in sich zusammenfällt. Kokosmilch einrühren, dann mit Zitronensaft und -schale sowie Salz und Pfeffer abschmecken. Vom Herd nehmen und servieren.

ABENDESSEN: KÜRBISEINTOPF MIT HÄHNCHENBRUST

Brühe und Kürbis in einer Schüssel verrühren, in einen ausreichend großen Topf gießen und die übrigen Zutaten hinzufügen. Gut durchrühren. Alles aufkochen und den Eintopf dann 1 bis 2 Stunden bei mittlerer Hitze garen, gelegentlich umrühren.

Beilagenvorschlag: auf Blumenkohl-»Reis« servieren, dazu geschmorter Blattkohl.

Ergibt 4 Portionen

- 1 knapper Liter Hühnerfond oder eigene Brühe verwenden
- 400 g Butternut-Kürbis
- 2 Hähnchenbrustfilets
- 1 Krakauer Würstchen, zerkleinert
- 1 Zwiebel, klein geschnitten
- 3 Knoblauchzehen, durchgepresst
- 2 Stangen Sellerie, klein geschnitten
- 1 Karotte, klein geschnitten
- 50 g Okra, klein geschnitten
- 1 TL Salz
- 1 TL schwarzer Pfeffer
- 1 TL Cayennepfeffer
- ½ TL Paprika
- ½ TL Zimt

Einkaufsliste für die zweite Woche

Wenn Sie die Gerichte für die Woche jeweils für vier Personen nachkochen wollen, verschaffen Sie sich zunächst einen Überblick über die benötigten Lebensmittel und planen den Großeinkauf am Wochenende. Natürlich können Sie auch jeden Tag frische Zutaten einkaufen. Wenn Sie ein Gericht mehrfach zubereiten möchten oder einen Rezeptvorschlag gar nicht nachkochen wollen, ist das kein Problem. Passen Sie die Einkaufsliste einfach an. Einige Zutaten, wie Gewürze und Konserven, haben Sie schon in Ihrem Haushalt. Streichen Sie diese gegebenenfalls von Ihrer Liste. Die kursiv geschriebenen Zutaten werden für die vorgeschlagenen Beilagen verwendet, sie sind also nicht zwingend notwendig.

Eiweißhaltiges
- Putenbrustaufschnitt
- ganze Hähnchen
- Hähnchenbrustfilet
- Frühstücksspeck
- Lendenschinken
- Eier
- Putenhackfleisch
- Rinderlende
- Schweinekoteletts, entbeint
- Garnelen, geschält und entdarmt
- Krabbenfleisch
- Rinderfiletspitzen

Würzmittel und Gewürze
- Ghee
- Kokosöl
- Avocadoöl
- Weißweinessig
- Balsamico-Essig
- Senf
- Mandelmus
- Ahornsirup
- Kreuzkümmel
- Thymian, getrocknet
- Rosmarin, getrocknet
- frischer Koriander

Obst und Gemüse
- Spinat
- Süßkartoffeln
- Blumenkohl
- Bananen
- Sprossen
- Gurke
- Erdbeeren
- Bananen
- Himbeeren
- Kirschen
- Radieschen
- Zitronen
- Limetten
- Zwiebeln (rot und weiß)
- Petersilie
- Knoblauchzehen
- Strauchtomaten
- grüne Paprika
- Frühlingszwiebeln
- Rotkohl
- Orangen
- Sellerie

- Heidelbeeren
- Avocado
- Kopfsalat
- Grünkohl
- Karotten
- Spitzpaprika
- Jalapeño-Paprika
- *grüne Salatblätter Ihrer Wahl (dunkelgrün, kein Eisbergsalat)*
- *Salatgarnierung (Mandelstifte, Rosinen, zerkleinerte Zwiebeln – was Sie mögen)*
- *Brokkoli*
- *Butternut-Kürbis*
- *Pastinaken*
- *Weißkohl*
- *grüne Bohnen*
- *Pak Choi*
- *Spargel*

Konserven
- ungesüßte Kokosmilch
- ungesüßte Mandelmilch
- Salsa verde
- Hühnerfond

Milchprodukte
- *Butter*

Sonstiges
- Kakao-Nibs
- ungesüßte Canberries
- Mandelmehl
- Mandeln
- Pfeilwurzelmehl
- *pflanzliches Eiweißpulver*
- hölzerne Schaschlikspieße
- Rotwein
- Weißwein

FRÜHSTÜCK: PALEO-POWER-SMOOTHIE

Ergibt 4 Portionen

12 Eiswürfel
2 EL pflanzliches Eiweißpulver
250 bis 500 ml Kokosmilch, je nachdem, wie dickflüssig der Smoothie werden soll
30 g frischer Spinat
80 g Himbeeren
75 g Kirschen
2 EL Kakao-Nibs

Alle Zutaten in den Hochleistungsmixer geben und glatt mixen. Die Konsistenz hängt von der Menge der Kokosmilch ab, variieren Sie also, wie es Ihrem Geschmack entspricht.

MITTAGESSEN: KEBAB CALIFORNIA

Ergibt 4 Portionen

4–6 dicke Scheiben Frühstücksspeck (Bacon)
2–3 Strauchtomaten, geviertelt
2 Avocados, in große Stücke geschnitten
450 g Putenbrust-Aufschnitt
6 Radieschen, geviertelt
1 Zitrone, geviertelt
Salz und schwarzer Pfeffer nach Geschmack
Schaschlikspieße aus Holz

Frühstücksspeck braten, aber er soll weich bleiben. Abwechselnd Tomate, Avocado, Pute, Bacon und Radieschen auf die Spieße stecken. Leicht mit Zitronensaft beträufeln, salzen, pfeffern und servieren.

ABENDESSEN: HÄHNCHENFLEISCH MIT SALSA VERDE

Das Fleisch kurz anbraten und anschließend in eine Auflaufform geben. Die übrigen Zutaten in einer Schüssel verrühren und über das Fleisch gießen. Die Form in den Backofen geben und alles auf der mittleren Schiene bei 150 Grad 20 Minuten abgedeckt nachgaren lassen. Fleisch aus der Form nehmen und klein zupfen, dann mit der Soße verrühren und servieren.

Beilagenvorschlag: Blumenkohl-»Reis« und ein grüner Salat.

Ergibt 4 Portionen

5 Hähnchenbrustfilets (2 davon für morgen Mittag mitbraten)

800 g Salsa verde

180 ml ungesüßte Kokosmilch

1 Zwiebel, in Scheiben geschnitten

3 Knoblauchzehen, durchgepresst

Ergibt 4 Portionen

8 hartgekochte Eier, geschält und längs halbiert
2 Avocados, gewürfelt
3 Strauchtomaten, gewürfelt
1 Gurke, in Scheiben geschnitten
80 g Erdbeeren (oder anderes Obst der Saison)
Salz und schwarzer Pfeffer nach Geschmack

FRÜHSTÜCK: QUERBEET

Wenn es mal schnell gehen muss, das ideale Gericht: Sie belegen einfach die Teller ringsum mit allem, was im Rezept steht, würzen alles außer dem Obst leicht mit Pfeffer und Salz – und fertig ist das Frühstück.

Ergibt 4 Portionen

16 Kopfsalatblätter
restliches zerlegtes Hähnchenbrustfilet vom Vortag
2 Strauchtomaten, in Scheiben geschnitten
1 Avocado, in Scheiben geschnitten
1 rote Zwiebel, in Scheiben geschnitten
1 Handvoll Koriander, gehackt
Salsa verde oder andere Lieblingssalsa

MITTAGESSEN: MEXIKANISCHE HÄHNCHEN-»BURGER«

Jeder soll zwei »Burger« bekommen, und die Salatblätter ersetzen natürlich das Brötchen.

Fleisch, Tomaten-, Gurken- und Avocadoscheiben sowie Zwiebel und Koriander auf jeweils 1 Blatt schichten, dazu etwas Salsa und als Dach ein zweites Salatblatt – guten Appetit!

ABENDESSEN: MARINIERTER FLANKENBRATEN

Alle Zutaten außer dem Fleisch in einer Schüssel vermengen. Fleisch in eine große verschließbare Plastiktüte geben, die angerührte Mixtur dazugießen und die Tüte verschließen. Mindestens 4 Stunden oder über Nacht im Kühlschrank aufbewahren.

Grill auf mittlere Hitze vorheizen, Fleisch aus der Marinade nehmen und je nach Dicke je 6 bis 10 Minuten auf beiden Seiten braten, bis der gewünschte Garzustand erreicht ist.

Beilagenvorschlag: Blumenkohl-Püree und im Backofen gegarter Spargel.

Ergibt 4 Portionen

- 240 ml Rotwein
- 3 EL Apfelessig
- 4 Knoblauchzehen, durchgepresst
- 1 TL Salz
- 1 TL schwarzer Pfeffer
- 1 TL getrockneter Rosmarin
- ½ TL Zwiebelpulver
- 1 knappes Kilo Flankensteakfleisch vom Rind

Ergibt 4 Portionen

5 Scheiben Frühstücksspeck (Bacon)
8 Eier
3 Knoblauchzehen, durchgepresst
½ Zwiebel, klein geschnitten
30 g Grünkohl, klein geschnitten
1 TL Salz
1 TL schwarzer Pfeffer
½ TL Chiliflocken
1 EL Ghee

Ergibt 4 Portionen

Für die Paleo-Mayonnaise:

1 Eigelb
1 TL Paleo-Senf
1 TL Weißweinessig
1 TL Salz
1 TL Knoblauchpulver
1 TL Zitronensaft
240 ml Avocadoöl (oder Olivenöl)

Für den Eiersalat:

1 Handvoll Salatblätter
8 hartgekochte Eier, gehackt oder in Scheiben geschnitten
2 EL Paleo-Mayonnaise
1 EL Paleo-Senf
½ rote Zwiebel, klein geschnitten
1 Stange Sellerie, klein geschnitten
1 TL Salz
1 TL Paprika
1 TL schwarzer Pfeffer

FRÜHSTÜCK: RÜHREI MIT BACON UND GRÜNKOHL

Bacon knusprig braten und in Stücke brechen. Eier in einer Schüssel aufschlagen und mit allen anderen Zutaten außer dem Ghee mischen und verquirlen. Ghee in einer Bratpfanne bei mittlerer Hitze erwärmen, den Inhalt der Schüssel hineingeben und unter ständigem Rühren 4 bis 8 Minuten weiter erhitzen, bis das Rührei gar ist.

MITTAGESSEN: PALEO-EIERSALAT

Zubereitung der Mayonnaise:

Verquirlen Sie alle Zutaten mit Ausnahme des Öls in einer kleinen Schüssel. Wenn das Eigelb dick und flockig zu werden beginnt, gießen Sie langsam und unter häufigem Rühren mit dem Schneebesen das Öl dazu. Setzen Sie das für 2 bis 5 Minuten fort, bis die vertraute Konsistenz erreicht ist. Mit dieser Menge werden Sie eine ganze Weile auskommen.

Zubereitung des Eiersalats:

Alle Zutaten in einer Schüssel mischen und vorsichtig verrühren, dann auf großen Salatblättern anrichten.

ABENDESSEN: SCHWEIN IN KIRSCHMARINADE

Ergibt 4 Portionen

150 g Kirschen, entsteint
2 EL Apfelessig
2 EL Rotwein
2 Knoblauchzehen, durchgepresst
2 EL naturbelassener Honig
1 TL Salz
4 Schweinekoteletts, entbeint
1 EL Ghee

Alle Zutaten außer Fleisch und Ghee in der Küchenmaschine zu einer glatten Masse verarbeiten. Koteletts in eine große verschließbare Plastiktüte geben, Marinade dazugießen, Tüte verschließen und mindestens 4 Stunden oder über Nacht in den Kühlschrank legen. Ghee in einer breiten Pfanne bei mittlerer Hitze erwärmen, Koteletts aus dem Beutel nehmen und beiderseits je 4 bis 6 Minuten braten, bis sie durch sind.

Beilagenvorschlag: Blumenkohl-Püree und gedämpfter Pak Choi und Karotten.

Ergibt 4 Portionen

- 6–8 Eier
- 12 Scheiben Lendenschinken
- ½ rote Zwiebel, gehackt
- 1 Handvoll Koriander, fein gehackt
- Salz und Pfeffer nach Geschmack
- Zahnstocher

FRÜHSTÜCK: GEFÜLLTE SCHINKENSCHEIBEN

Rührei zubereiten und in einer zweiten Pfanne die Schinkenscheiben bei mittlerer Hitze kurz (30 bis 60 Sekunden pro Seite) anbraten. Angebräunte Schinkenscheiben mit Rührei, Zwiebel und Koriander füllen und mit Zahnstochern verschließen. Ein leicht zubereitetes Frühstück, das besonders Kindern Spaß macht.

Ergibt 4 Portionen

- 8 große Scheiben Putenaufschnitt
- Paleo-Senf
- Paleo-Mayonnaise
- 1 Gurke, längs geschnitten
- 1 grüne Paprika, in Streifen geschnitten
- 20 g Sprossen Ihrer Wahl

MITTAGESSEN: PUTEN-WRAP MIT SPROSSEN

Putenscheiben auslegen und mit etwas Senf und Mayo bestreichen. Mit Gurke, Paprika und Sprossen belegen und einrollen. Jeder kann zweimal zugreifen, lassen Sie es sich schmecken.

ABENDESSEN: ZITRONEN-BRATHÄHNCHEN

Ergibt 4 Portionen

ganzes Hähnchen, 2 bis 3,5 kg
2 EL Ghee
3 EL Zitronensaft
1 TL abgeriebene Zitronenschale
3 Knoblauchzehen, durchgepresst
1 TL Salz
1 TL schwarzer Pfeffer
1 TL getrockneter Rosmarin

Backofen auf 200 Grad vorheizen. Hähnchen in einen Bräter legen. Zerlassenes Ghee, Zitronensaft, Zitronenschale und Knoblauch in einer Schale mischen, verquirlen und das Hähnchen damit auf allen Seiten bestreichen. Gleichmäßig salzen, pfeffern und mit Rosmarin bestreuen und 1 bis 1½ Stunden oder bis zum Erreichen des gewünschten Garzustands im Backofen braten. Die Reste gibt es morgen zum Mittagessen!

Beilagenvorschlag: Gerösteter Butternut-Kürbis und gedämpfter Brokkoli.

FRÜHSTÜCK: EIERKUCHEN MEXIKANISCH

Ergibt 4 Portionen

8 Eier
½ rote Zwiebel, klein geschnitten
1 grüne Paprika, in Streifen geschnitten
5 Scheiben Lendenschinken, klein geschnitten
1 Handvoll Koriander, fein gehackt
1 TL Salz
1 TL schwarzer Pfeffer
1 TL Kreuzkümmel
1 EL Ghee

Backofen auf 190 Grad vorheizen. Die Eier in eine Schüssel schlagen, die übrigen Zutaten außer Ghee hinzufügen und gut verrühren. Ghee zerlassen und eine Auflaufform damit ausstreichen. Inhalt der Schüssel hineingeben und 30 bis 40 Minuten backen, bis der Eierkuchen auch in der Mitte fest ist.

MITTAGESSEN: SALAT MIT HÄHNCHENFLEISCH UND CRANBERRYS

Ergibt 4 Portionen

restliches Hähnchenfleisch von gestern
1 Stange Sellerie, klein geschnitten
½ rote Zwiebel, gehackt
4 Radieschen, klein geschnitten
25 g ungesüßte getrocknete Cranberrys
2 EL Paleo-Mayonnaise
2 TL Paleo-Senf
1½ TL Zitronensaft
1 TL schwarzer Pfeffer
1 TL Salz

Alle Zutaten in eine Schüssel geben und gut miteinander vermischen, das Hähnchenfleisch kurz in der Pfanne erwärmen – schon nach wenigen Minuten ist der Salat servierfertig!

ABENDESSEN: HONIG-LIMETTEN-GARNELEN

Freiluftgrill auf mittlerer Stufe vorheizen. Kokosöl zerlassen. Alle Zutaten außer den Garnelen in einer Schüssel mischen und gut verrühren. Die Garnelen hineingeben und wenden. Garnelen auf Spieße stecken und von beiden Seiten je 3 bis 5 Minuten grillen, bis sie rot und nicht mehr durchsichtig sind. Eine kleine Menge davon für morgen Mittag aufheben.

Beilagenvorschlag: Blumenkohl-»Reis« und gedämpfte grüne Bohnen.

Ergibt 4 Portionen

2 EL Kokosöl
3 EL naturbelassener Honig
2 EL Limettensaft
3 EL Weißwein
3 Knoblauchzehen, durchgepresst
1 TL Salz
1 TL schwarzer Pfeffer
½ TL Chiliflocken
900 g große Garnelen, geschält und entdarmt
hölzerne Schaschlikspieße (eine halbe Stunde in Wasser legen, damit sie nicht Feuer fangen)

FRÜHSTÜCK: BANANEN-SMOOTHIE MIT KAKAO-NIBS

Ergibt 4 Portionen

- 2 Bananen
- 240–470 ml ungesüßte Mandelmilch
- 1 EL Mandelmus
- 2 EL Kakao-Nibs

Geben Sie alle Zutaten in den Hochleistungsmixer mit ausreichend großem Mixbehälter. Variieren Sie die Menge Mandelmilch je nachdem, wie dick Sie den Smoothie haben möchten. Mixer einschalten und laufen lassen, bis das Getränk schön glatt gerührt ist. Lassen Sie sich diese Leckerei schmecken.

MITTAGESSEN: GARNELEN-TACOS MIT SALSA PICO DE GALLO

Ergibt 4 Portionen

Für die Salsa Pico de gallo:

- 2 Strauchtomaten, klein geschnitten
- ½ Zwiebel, klein geschnitten
- 2 Knoblauchzehen, durchgepresst
- ½ Jalapeño-Paprika, entkernt und klein geschnitten (Sie können auch eine ganze Frucht nehmen, wenn Sie es pikant mögen)
- 1 Handvoll Koriander, fein gehackt
- 1 EL Limettensaft
- 1 TL Salz

Für die Tacos:

- 8 große Salatblätter
- 2 Portionen zubereitete Garnelen von gestern
- 1 Avocado, klein geschnitten
- 1 grüne Paprika, klein geschnitten

Geben Sie die Salsa-Zutaten in die Küchenmaschine, um sie so zu verarbeiten, dass die Masse noch stückig und nicht püriert ist (es sei denn, Sie mögen es so).

Die Salatblätter sind Ihre Taco-Schalen: Verteilen Sie die Garnelen auf die Blätter, und schichten Sie Avocado und Paprika darüber. Am Schluss noch je 1 Schöpflöffel Pico de gallo hinzugeben, und Ihr schnelles Mittagessen ist fertig.

ABENDESSEN: PIKANTE PUTENFLEISCHKLÖSSE

Grill auf mittlerer Stufe vorheizen. Kokosöl schmelzen. Alle Zutaten in eine Schüssel geben und mit der Hand verkneten. Klöße von 3 bis 5 cm Dicke formen und zweimal 3 bis 5 Minuten grillen, dabei immer wieder wenden, bis sie gar sind. Es kann hilfreich sein, sie auf Spieße zu stecken.

Beilagenvorschlag: Blumenkohl-»Reis«, gebackene Süßkartoffel.

Ergibt 4 Portionen

2 EL Kokosöl
700 g Putenhackfleisch
1 Ei
30 g Mandelmehl
1 Zwiebel, gehackt
3 Knoblauchzehen, durchgepresst
1 TL Salz
1 TL Paprika
1 TL schwarzer Pfeffer
½ TL Cayennepfeffer
½ TL Chilipulver
½ TL Thymian, getrocknet
¼ TL gemahlener Kreuzkümmel

Ergibt 4 Portionen
140 g Bananen, zerdrückt
80 g Heidelbeeren
25 g Mandelmehl
1 Ei
2 EL Ghee, geschmolzen
1 EL Vanilleextrakt
1 EL Ahornsirup
1 TL Zimtpulver
1 EL Kokosöl
2 EL naturbelassener Honig
35 g gehackte Mandeln

FRÜHSTÜCK: MANDEL-HEIDELBEER-PFANNKUCHEN

Bananen, Heidelbeeren, Mandelmehl, Ei, Ghee, Vanille, Ahornsirup und Zimt in einer Schüssel so verquirlen, dass der Pfannkuchenteig möglichst viel Luft aufnimmt. Kokosöl in einer großen Pfanne bei mittlerer Hitze erwärmen und Teig in kleinen Portionen hineingeben. Ausbacken, bis sich in der Mitte der Pfannkuchen Blasen bilden, dann wenden und weiterbacken, bis beide Seiten leicht gebräunt sind. Sofort mit Honig und gehackten Mandeln servieren.

Ergibt 4 Portionen
1 EL Ghee
450 g Rinderfilet-Spitzen, in Streifen geschnitten
2 Knoblauchzehen, durchgepresst
1 EL Paprika
1 EL Jalapeño-Paprika, klein geschnitten
180 g frischer Spinat
25 g Frühlingszwiebeln, dünn geschnitten
50 g Rotkohl, gehobelt
1 Orange, klein geschnitten
140 g Mandelstifte
2 EL Balsamico-Essig

MITTAGESSEN: SALAT MIT RINDFLEISCH UND ORANGE

Ghee in einer Bratpfanne bei mittlerer Hitze erwärmen, Fleisch, Knoblauch und Paprika hinzufügen und rühren, bis das Fleisch angebräunt ist. 5 bis 7 Minuten bis zur gewünschten Garstufe erhitzen.
Jalapeño, Spinat, Zwiebeln, Kohl, Orange, Mandeln und Essig in einer Schüssel gründlich vermengen und auf vier Teller aufteilen. Wenn das Fleisch gar ist, den Salat damit belegen – und darin schwelgen!

ABENDESSEN: SÄMIGE KRABBENSUPPE

Kokosöl in einem breiten Stieltopf mit gut schließendem Deckel bei mittlerer Hitze erwärmen. Zwiebel, Knoblauch, Sellerie, Karotten und Süßkartoffeln in den Topf geben und andünsten. Blumenkohl hinzufügen, Hühnerfond angießen und alles gut verrühren. Jetzt noch Krabbenfleisch, die gehäutete und angebräunte Spitzpaprika, Salz, Pfeffer und Thymian dazugeben und alles zusammen aufkochen. Hitze kleiner schalten und Gericht köcheln lassen.

Das Pfeilwurzelmehl in einer Schale mit dem Wasser anrühren, in die Suppe einrühren und weiterköcheln lassen, bis das Krabbenfleisch gar und das Gemüse zart ist. Die Suppe ist inzwischen dick geworden und kann vom Herd genommen werden. Auf Teller verteilen und mit Petersilie und den Baconbröckchen bestreuen.

Beilagenvorschlag: Dazu passt ein großer grüner Salat mit schmackhaften Zugaben Ihrer Wahl.

Ergibt 4 Portionen

2 EL Kokosöl
1 Zwiebel, gehackt
3 Knoblauchzehen, durchgepresst
3 Stangen Sellerie, klein geschnitten
2 Karotten, geschält und klein geschnitten
3 Süßkartoffeln, geschält und klein geschnitten
1 Blumenkohl, zerkleinert
1,5 Liter Hühnerfond
500 g Krabbenfleisch
3 Spitzpaprika, entkernt und klein geschnitten
1 TL Salz
½ TL schwarzer Pfeffer
1 TL getrockneter Thymian
1 EL Pfeilwurzelmehl
2 EL Wasser
½ Bund Petersilie, gehackt
6 Scheiben Bacon, gebraten und zerkleinert

Einkaufsliste für die dritte Woche

Wir sind bei der dritten Woche angelangt. Wenn Sie die Gerichte für die Woche jeweils für vier Personen nachkochen wollen, verschaffen Sie sich zunächst einen Überblick über die benötigten Lebensmittel und planen den Großeinkauf am Wochenende. Natürlich können Sie auch jeden Tag frische Zutaten einkaufen. Wenn Sie ein Gericht mehrfach zubereiten möchten oder einen Rezeptvorschlag gar nicht nachkochen wollen, ist das kein Problem. Passen Sie die Einkaufsliste einfach an. Einige Zutaten, wie Gewürze und Konserven, haben Sie schon in Ihrem Haushalt. Streichen Sie diese gegebenenfalls von Ihrer Liste. Die kursiv geschriebenen Zutaten werden für die vorgeschlagenen Beilagen verwendet, sie sind also nicht zwingend notwendig.

Eiweißhaltiges

- Eier
- Würstchen
- Putenaufschnitt
- Frühstücksspeck/Bacon
- Lendenschinken
- Hähnchenbrustfilet
- Schweinefilet
- Heilbuttfilet
- Rumpsteaks (oder Steaks Ihrer Wahl)
- Jakobsmuscheln
- Thunfisch in Dosen

Würzmittel und Gewürze

- Kokosöl
- naturbelassener Honig
- Mandelmus
- Ghee
- Ancho-Chilipulver
- Kakaopulver
- Ingwer, gemahlen

Obst und Gemüse

- Radieschen
- Zwiebeln (rot und weiß)
- Süßkartoffeln
- Erdbeeren
- Brombeeren
- Bananen
- Heidelbeeren
- Himbeeren
- Kirschtomaten
- grüne Äpfel
- Gurke
- Paprika (rot, grün und gelb)
- Knoblauchzehen
- Frühlingszwiebeln
- Spinat
- Romanasalat
- Kopfsalatblätter
- Tomaten
- Avocado
- Grünkohl
- Zitronen
- Limetten
- Sellerie
- frisches Basilikum
- *junges Blattgrün (dunkel, kein Eisbergsalat)*
- *Salatgarnierung (Mandelstifte, Rosinen, zerkleinerte Zwiebeln – was Sie mögen)*

- *Blumenkohl*
- *Butternut-Kürbis*
- *Grünkohl*
- *Mangold*
- *Karotten*
- *Weißkohl*
- *Spargel*
- *Brokkoli*

Konserven / Flaschen
- ungesüßte Kokosmilch
- Orangensaft

Milchprodukte
- *Butter*

Sonstiges
- löslicher Kaffee oder sehr fein gemahlener Espresso
- geröstete Pekannüsse
- Pinienkerne (natur und geröstet)
- Walnusskerne
- ungesüßte getrocknete Cranberrys
- Rotwein
- Zahnstocher

ERSTER TAG

FRÜHSTÜCK: WÜRSTCHEN MIT SPINAT

Ergibt 4 Portionen

- 8 Würstchen
- 1½ EL Kokosöl
- 3 Knoblauchzehen, durchgepresst
- 90 g frischer Spinat
- 1 TL Salz
- 1 TL schwarzer Pfeffer
- 8 Eier als Rührei oder Spiegelei zubereitet von beiden Seiten

Würstchen in einem Topf mit heißem Wasser erhitzen. Kokosöl in einer Pfanne bei mittlerer Hitze erwärmen. Knoblauch, Spinat, Salz und Pfeffer hinzufügen und 3 bis 5 Minuten dünsten, bis der Spinat ganz weich ist. Mit Würstchen und Eiern servieren.

MITTAGESSEN: PUTEN-WRAPS MIT DIP

Ergibt 4 Portionen

Für die Wraps:

- 4 Scheiben Frühstücksspeck (Bacon)
- Paleo-Mayonnaise
- Paleo-Senf
- 8 große Salatblätter
- 225 g Putenaufschnitt
- 1 Tomate, in Scheiben geschnitten
- 1 Gurke, in Scheiben geschnitten
- 4 Radieschen, in Scheiben geschnitten
- 1 Avocado, in Scheiben geschnitten

Für den Dip:

- 2 EL Zitronensaft
- 2 EL Weißweinessig
- 3 EL Olivenöl
- 1 Knoblauchzehe, durchgepresst
- 1 TL Salz

Bacon anbraten, Scheiben nach dem Abkühlen halbieren.

Salatblätter mit Mayonnaise und Senf bestreichen, mit den weiteren Zutaten belegen und zusammenrollen (eventuell mit Zahnstochern fixieren). Die Dip-Zutaten in einer Schüssel verquirlen und zu den Wraps servieren.

ABENDESSEN: HÄHNCHENBRUST MIT BROMBEERSOSSE

Ergibt 4 Portionen

8 Hähnchenbrustfilets (4 davon sind für das morgige Mittagessen)

Salz und schwarzer Pfeffer nach Geschmack

1 EL Kokosöl

Für die Brombeersoße:

60 g Brombeeren

60 ml Rotwein

2 EL naturbelassener Honig

1 TL Salz

1 EL Ghee

Das Fleisch leicht salzen und pfeffern. Kokosöl in einer Pfanne bei mittlerer Hitze erwärmen und Filets auf beiden Seiten je 4 bis 6 Minuten braten, bis sie durch sind.

In der Küchenmaschine Brombeeren, Wein, Honig und Salz zu einer glatten Masse verarbeiten.

Ghee in einem Stieltopf bei mittlerer Hitze erwärmen und die Brombeermischung hineingießen. Unter Rühren aufkochen, dann Hitze zurückschalten und etwa 1 Minute zugedeckt weiterkochen, danach auf ganz kleiner Flamme 8 bis 10 Minuten köcheln lassen, das Fleisch damit übergießen und servieren. Heben Sie auch von der Soße ein wenig für morgen auf.

Beilagenvorschlag: grüner Salat (z. B. Rucola), geröstete Süßkartoffeln.

FRÜHSTÜCK: ENERGIE-BEEREN-SMOOTHIE

Ergibt 4 Portionen
80 g Himbeeren
80 g Heidelbeeren
80 g Erdbeeren
80 g Brombeeren
1 Banane
10 Eiswürfel
240 ml Kokosmilch

Alle Zutaten im Hochleistungsmixer zu einem glatten Getränk verarbeiten und gleich servieren.

MITTAGESSEN: SPINATSALAT MIT BROMBEER-VINAIGRETTE

Ergibt 4 Portionen

Für den Salat:
120 g frischer Spinat
½ rote Zwiebel, in Scheiben
1 grüner Apfel, klein geschnitten
60 g Pekannüsse, geröstet und gehackt
25 g ungesüßte getrocknete Cranberrys
4 Hähnchenbrustfilets, gegart und zerkleinert (Rest von gestern)

Für die Vinaigrette:
2 EL Brombeersoße (Rest von gestern)
2 EL Weißweinessig
4 EL Olivenöl
1 TL Salz

Alle Salatzutaten in einer Salatschüssel vermengen, die Hähnchenbrustfilets eventuell vorher in einer Pfanne erwärmen. Die Vinaigrette-Zutaten in einer Schale verquirlen, über den Salat gießen, gut untermengen und servieren.

ABENDESSEN: ESPRESSO-STEAK

Grill auf mittlerer Stufe vorheizen. Alle Zutaten außer Fleisch und Kokosöl in einer Schale gut mischen. Steaks von allen Seiten mit Kokosöl einpinseln und mit der Trockenmischung einreiben, danach von beiden Seiten je 3 bis 6 Minuten grillen, bis sie den gewünschten Garzustand erreicht haben.

Beilagenvorschlag: gedämpfter Mangold, gebackener Butternut-Kürbis.

Ergibt 4 Portionen

2 EL fein gemahlener Espresso oder Instantkaffee
2 TL Ancho-Chilipulver
1 TL Paprika
1 TL Salz
½ TL gemahlener Ingwer
1 EL Kokosöl, zerlassen
4 Rumpsteaks (oder Steaks Ihrer Wahl) à 170 g

Ergibt 4 Portionen

2 grüne Paprika
2 rote Paprika
2 EL Kokosöl
8 Eier
1 TL Salz
1 TL schwarzer Pfeffer
1 TL Paprika
½ TL Knoblauchpulver
½ TL Zwiebelpulver

FRÜHSTÜCK: EI-PAPRIKA-»MUFFIN«

Backofen auf knapp 190 Grad vorheizen. Paprikastiele ausschneiden, Samen herausschaben und von jeder Paprikaschote das zulaufende untere Ende abschneiden, dann waagerecht halbieren, so dass Sie von jeder Schote je 2 breite Ringe bekommen.
Kokosöl zerlassen und acht Vertiefungen einer Muffinform damit ausstreichen. 1 Paprikaring in jede Vertiefung legen und je 1 Ei hineinschlagen. Die Würzzutaten in einer Schale mischen und die Eier damit bestreuen. 20 bis 30 Minuten backen, bis die Eier die gewünschte Konsistenz haben.

Ergibt 4 Portionen

500 g Thunfisch aus der Dose, abgetropft
2½ EL Paleo-Mayonnaise
2 Stangen Sellerie, klein geschnitten
½ Zwiebel, gehackt
1 EL Zitronensaft
1 TL Salz
1 TL schwarzer Pfeffer
1 TL Knoblauchpulver

MITTAGESSEN: THUNFISCHSALAT

Alle Zutaten in einer Schüssel gut verrühren und würzen. Servieren, wie es Ihnen am besten schmeckt: auf einem Kopfsalatblatt oder auf gemischtem Blattgrün, in Avocadohälften oder auf Gurkenscheiben.

ABENDESSEN: SCHWEINEFILET PFEFFER-ORANGE

Ergibt 4 Portionen

450–900 g Schweinefilet
1 EL Kokosöl
120 ml Orangensaft
3 EL Apfelessig
1 rote Paprika, in Streifen geschnitten
1 gelbe Paprika, in Streifen geschnitten
1 TL Salz
1 TL Knoblauchpulver
½ TL Zwiebelpulver
½ TL Chiliflocken

Fleisch in eine Auflaufform geben. Kokosöl schmelzen und über das Fleisch gießen. Die übrigen Zutaten in einer Schüssel verrühren und über dem Filet verteilen. Im vorgeheizten Backofen bei 160 Grad ca. 40 Minuten backen. Reste für das Mittagessen am sechsten Tag aufheben.

Beilagenvorschlag: Blumenkohl-»Reis« und gedämpfter Brokkoli.

FRÜHSTÜCK: KAKAO-AVOCADO-SMOOTHIE

Ergibt 4 Portionen

Fleisch von 2 Avocados
1 Banane
240 ml Kokosmilch
6 Eiswürfel
3 EL naturbelassener Honig
1 EL Kakaopulver

Alle Zutaten im Hochleistungsmixer zu einem glatten Getränk verarbeiten und servieren.

MITTAGESSEN: HÄHNCHENFLEISCH-SANDWICH

Ergibt 4 Portionen

3 Hähnchenbrustfilets
1–2 Gurken, in Scheiben geschnitten
Paleo-Mayonnaise
Paleo-Senf
1 Tomate, in Scheiben geschnitten
½ rote Zwiebel, in Scheiben geschnitten

Hähnchenbrustfilets braten, mindestens 5 Minuten ruhen lassen, dann in Scheiben schneiden.

Gurkenscheiben als Ersatz für Brotscheiben verwenden und mit Senf und Mayonnaise bestreichen. Jeweils auf eine Scheibe Fleisch, Tomate und Zwiebel legen und mit einer zweiten Scheibe abdecken.

ABENDESSEN: HÄHNCHENFLEISCH IM GEWÜRZMANTEL

Ergibt 4 Portionen

- 3 EL Kokosmilch
- 2 EL Limettensaft
- 1 TL abgeriebene Limettenschale
- 1 TL Salz
- 1 TL schwarzer Pfeffer
- 1 TL Knoblauchpulver
- ½ TL Paprika
- ½ TL Chilipulver
- ½ TL Cayennepfeffer
- ½ TL Zwiebelpulver
- 5 Hähnchenbrustfilets (1 bleibt für morgen Mittag)
- 1 EL Kokosöl

Kokosmilch und Limettensaft in einer Schale verrühren. In einer zweiten Schale die Limettenschale mit den Gewürzen mischen. Die Fleischstücke zuerst in die Schale mit dem flüssigen Inhalt tauchen und anschließend in der trockenen Gewürzmischung wenden. Kokosöl in einer großen Pfanne bei mittlerer Hitze erwärmen und die Filets beidseitig je 4 bis 6 Minuten bis zum gewünschten Garpunkt braten.

Beilagenvorschlag: Blumenkohl-»Reis«, gedünsteter Kohl und geriebene Karotten.

Ergibt 4 Portionen

2 EL Mandelmus
2 EL naturbelassener Honig
4 Äpfel, in Scheiben geschnitten
Zimt

FRÜHSTÜCK: ZIMTÄPFEL MIT MANDEL-DIP

Mandelmus und Honig in einer Schale verrühren. Geschnittene Äpfel leicht mit Zimtpulver bestäuben und mit dem Mandel-Honig-Dip servieren.

Ergibt 4 Portionen

60 g frischer Spinat
40 g Romanasalat
160 g Erdbeeren, klein geschnitten
Rest Hähnchenfleisch im Gewürzmantel vom Vortag, zerkleinert
35 g Walnusskerne, gehackt
1 Avocado, klein geschnitten
3–4 EL Leannes Vinaigrette (Rezept S. 105)

MITTAGESSEN: HÄHNCHEN-ERDBEER-SALAT

Alle Zutaten in eine Schüssel geben und intensiv wenden, bis alles gut vermischt ist. Eventuell das Fleisch in der Pfanne kurz anbraten. Schon ist der Salat servierfertig.

ABENDESSEN: MUSCHELN IM SCHINKENMANTEL

Ergibt 4 Portionen

450 g frische Jakobsmuscheln
8 Scheiben Frühstücksspeck, gepfeffert und halbiert
1 TL Salz
1 EL Ghee
Zahnstocher

Die Muschelstücke in je ½ Scheibe Bacon einschlagen und mit einem Zahnstocher fixieren. Leicht salzen. Ghee in einer Pfanne bei mittlerer Hitze erwärmen und die Muscheln von beiden Seiten je 3 bis 6 Minuten braten. Anschließend können Sie die Stücke noch schnell an den Seiten braten, sollte der Speck dort noch zu roh sein.

Beilagenvorschlag: Backofen-Spargel und Blumenkohl-Püree.

FRÜHSTÜCK: EI IM SCHINKENBECHER

Ergibt 4 Portionen

- 8 Scheiben Lendenschinken
- 8 Eier
- Salz und schwarzer Pfeffer nach Geschmack

Backofen auf 190 Grad vorheizen. Die Schinkenscheiben als Auskleidung in die Vertiefungen einer Muffinform drücken und 5 Minuten im Backofen anwärmen. Die Form wieder aus dem Ofen nehmen und in jede Vertiefung 1 Ei schlagen, salzen und pfeffern und die Form wieder ins Rohr stellen. Etwa 20 Minuten backen, bis die Eier ganz gestockt sind.

MITTAGESSEN: SÜSSKARTOFFEL-POMMES MIT ALLEN SCHIKANEN

Ergibt 4 Portionen

- 1 EL Kokosöl
- 2 Süßkartoffeln, geschält und in Streifen geschnitten
- 1 TL Salz
- 1 TL schwarzer Pfeffer
- ½ TL Paprika
- ½ TL Cayennepfeffer
- restliches »Schweinefilet Pfeffer-Orange«, aufgewärmt
- 3 Frühlingszwiebeln, geschnitten

Backofen auf 190 Grad vorheizen. Kokosöl schmelzen. Süßkartoffelstreifen auf einem Backblech auslegen, mit dem Kokosöl einpinseln, mit Salz, Pfeffer, Paprika und Cayennepfeffer bestreuen und 20 Minuten backen, bis sie weich oder knusprig sind. Auf die Teller verteilen, mit etwas Fleisch belegen und mit Frühlingszwiebeln bestreut servieren.

ABENDESSEN: HÄHNCHEN MIT KÜRBIS-»SPAGHETTI« UND PESTO

Backofen auf 200 Grad vorheizen. Kürbishälften mit der Schnittfläche auf ein Backblech legen und 20 bis 30 Minuten backen, bis das spaghettiartige Innere weich genug ist.

Die Pesto-Zutaten in der Küchenmaschine zu einer gleichmäßigen Masse verarbeiten. Das Kokosöl in der Pfanne bei mittlerer Hitze erwärmen und das Fleisch 4 bis 6 Minuten scharf braten, bis es durch ist. Leicht salzen und pfeffern (und etwa die Hälfte für morgen Mittag zurückbehalten).

Die »Spaghetti« aus der Kürbisschale in eine große Schüssel schaben, Fleisch und Pesto hinzufügen, gut wenden und servieren.

Beilagenvorschlag: Spargel aus dem Backofen.

Ergibt 4 Portionen

Für Hähnchen mit »Spaghetti«:

1 großer Spaghetti-Kürbis, halbiert und Kerngehäuse entfernt
1 EL Kokosöl
4 Hähnchenbrustfilets, geschnetzelt
Salz und schwarzer Pfeffer nach Geschmack

Für das Pesto:

1½ Bund frisches Basilikum
3 Knoblauchzehen
2 EL Pinienkerne
240 ml Kokosmilch
1 TL Salz

Ergibt 4 Portionen

4 Avocado-Hälften, nicht geschält
4 Eier
Salz und schwarzer Pfeffer nach Geschmack
½ TL Cayennepfeffer
½ TL Chilipulver
½ TL Knoblauchpulver

FRÜHSTÜCK: AVOCADO-EIER

Backofen auf 175 Grad vorheizen. Avocado-Hälften in eine kleine Backform stellen, in jede 1 Ei schlagen, würzen und dann etwa 20 Minuten backen, bis die Eier durch sind. Danach direkt servieren.

Ergibt 4 Portionen

1 EL Kokosöl
120 g Grünkohl, klein geschnitten
3 Knoblauchzehen, durchgepresst
1 TL Salz
2 EL geröstete Pinienkerne
80 g halbierte Kirschtomaten
restliches Pesto-Hähnchenfleisch von gestern
35 g ungesüßte getrocknete Cranberrys
3–4 EL Leannes Vinaigrette (Rezept S. 105)

MITTAGESSEN: WARMER GRÜNKOHLSALAT

Kokosöl in einer Bratpfanne bei mittlerer Hitze erwärmen. Grünkohl, Knoblauch und Salz hinzufügen und 3 bis 5 Minuten dünsten, bis der Grünkohl in sich zusammenfällt. Pfanneninhalt in eine Schüssel geben, mit den übrigen Zutaten mischen und servieren.

ABENDESSEN: PIKANTER HEILBUTT

Ergibt 4 Portionen

1 TL Salz
1 TL schwarzer Pfeffer
1 TL Paprika
½ TL Cayennepfeffer
½ TL Chilipulver
½ TL Knoblauchpulver
½ TL gemahlener Kreuzkümmel
¼ TL Zwiebelpulver
4 Heilbuttfilets à 170 g
1 EL Kokosöl

Die Gewürze in einer Schale mischen und die Fischfilets gleichmäßig damit würzen. Kokosöl in der Bratpfanne bei mittlerer Hitze erwärmen und die Filets von beiden Seiten je 2 bis 4 Minuten braten, bis sie gar sind.

Beilagenvorschlag: großer grüner Salat und geröstete Rote Bete in Scheiben.

Zubereitung geröstete Rote Bete:
Feste Knollen wählen und das Grün entfernen. Knollen gut säubern, in Nestern aus Alufolie auf ein Backblech legen und bei ca. 200 Grad backen, bis die Knollen weich sind und sich leicht schälen lassen.

Einkaufsliste für die vierte Woche

Die vierte Woche Paleo-Ernährung ist in Sicht. Schauen Sie sich die Rezepte an, und überschlagen Sie, was Sie für diese Woche an Lebensmitteln besorgen müssen. Entweder mit einem Großeinkauf am Wochenende, oder Sie entscheiden sich dafür, jeden Tag frische Zutaten einzukaufen. Wenn Sie ein Gericht mehrfach zubereiten möchten oder ein Rezept gar nicht nachkochen wollen, ist das kein Problem. Passen Sie die Einkaufsliste einfach an. Einige Zutaten, wie Gewürze und Konserven, werden Sie bereits in Ihrem Haushalt haben. Streichen Sie diese gegebenenfalls von Ihrer Liste. Die *kursiv geschriebenen* Zutaten werden für die vorgeschlagenen Beilagen verwendet, sie sind also nicht zwingend notwendig.

Eiweißhaltiges

- Eier
- Frühstücksspeck/Bacon
- Hähnchenbrustfilet
- Putenwürstchen
- Bauchlappen-/Flankensteak
- Putenbrust-Aufschnitt
- Kochschinken in Scheiben
- Putenhackfleisch
- Chorizo oder Krakauer Würstchen
- Schweinefilet
- Lammkoteletts
- Thunfisch in Dosen
- Garnelen, geschält und entdarmt
- Lachsfilet

Würzmittel und Gewürze

- Kokosöl
- naturbelassener Honig
- Ghee
- Paleo-Senf
- Coconut Aminos oder Soja-Soße
- Salsa
- Salbei, getrocknet
- Thymian, getrocknet
- Lorbeerblätter

Obst und Gemüse

- Radieschen
- Zwiebeln (rot und weiß)
- grüne Paprika
- Zucchini
- Knoblauchzehen
- Spinat
- Tomaten
- Romanasalat
- Grünkohl
- Avocado
- Champignons
- Zitronen
- Limetten
- Bananen
- Äpfel
- Pfirsiche
- Ananas
- Erdbeeren
- Sellerie
- frische Minze
- Spaghetti-Kürbis
- Pak Choi
- Mangold
- *junges Blattgrün für Salate (dunkelgrün, kein Eisbergsalat)*

- *Salatgarnierung (Mandelstifte, Rosinen, zerkleinerte Zwiebeln – was Sie mögen)*
- *Blumenkohl*
- *Brokkoli*
- *Spargel*
- *grüne Bohnen*

Konserven
- ungesüßte Kokosmilch
- ungesüßte Mandelmilch
- gewürfelte Tomaten
- Hühnerfond

Sonstiges
- Rosinen
- ungesüßte Kokosraspeln
- sonnengetrocknete Tomaten, nicht in Öl
- Muffinförmchen aus Papier

Ergibt 4 Portionen

5 große Putenwürste (3 davon für das Mittagessen aufheben)
1 EL Kokosöl
2 Knoblauchzehen, durchgepresst
½ Zwiebel, gehackt
30 g Grünkohl, klein geschnitten
8 Eier
1 TL Salz
1 TL schwarzer Pfeffer

Ergibt 4 Portionen

2 große Zucchini, längs halbieren und Kerngehäuse entfernen
3 große Putenwürste, gebraten und zerkleinert (Rest von heute Morgen)
½ Zwiebel, gehackt
2 Knoblauchzehen, durchgepresst

ERSTER TAG

FRÜHSTÜCK: RÜHREI MIT GRÜNKOHL

Würste braten, abkühlen lassen und klein schneiden. In einer Pfanne bei mittlerer Hitze das Kokosöl erwärmen. Knoblauch und Zwiebel hinzufügen und 3 bis 5 Minuten dünsten. Inzwischen Eier in eine Schüssel schlagen, verquirlen und Grünkohl hineinrühren. Inhalt der Schüssel in die Pfanne geben, salzen und pfeffern und unter ständigem Rühren etwa 6 bis 8 Minuten garen.

MITTAGESSEN: GEFÜLLTE ZUCCHINI

Backofen auf 175 Grad vorheizen. Die Zucchini-Hälften in einen Bräter legen und mit Würsten, Zwiebel und Knoblauch füllen. 20 bis 30 Minuten backen und servieren.

ABENDESSEN: GRILLHÄHNCHEN ASIATISCH

Ergibt 4 Portionen

3 Knoblauchzehen, durchgepresst

3 EL Coconut Aminos oder Soja-Soße

1 TL Salz

1 EL naturbelassener Honig

6 Hähnchenbrustfilets (davon 2 für das Mittagessen am vierten Tag aufheben)

1 EL Kokosöl

Alle Zutaten außer Fleisch und Kokosöl in einer Schale verrühren, Filets darin wenden, bis alles gut bedeckt ist. Kokosöl in einer Pfanne bei mittlerer Hitze erwärmen und Filets beiderseits je 4 bis 6 Minuten braten, bis sie durch sind.

Beilagenvorschlag: Blumenkohl-»Reis« und großer grüner Salat.

FRÜHSTÜCK: KOKOS-PFIRSICH-SMOOTHIE

Ergibt 4 Portionen

100 g Pfirsiche
1 Banane
10 Eiswürfel
350 ml ungesüßte Kokosmilch
1 EL Kokosöl

Alle Zutaten im Mixer zu einem glatten Getränk verarbeiten und gleich servieren.

MITTAGESSEN: SANDWICH NACH PALEO-ART

Ergibt 4 Portionen

8 Streifen Bacon
8 Romanasalatblätter
Paleo-Mayonnaise
Paleo-Senf
1 Tomate, in Scheiben geschnitten
225 g Putenbrust-Aufschnitt

Bacon braten. Die Salatblätter mit Mayonnaise und Senf bestreichen und die übrigen Zutaten daraufstapeln und herzhaft hineinbeißen.

ABENDESSEN: MARINIERTES FLANKENSTEAK

Ergibt 4 Portionen

- 4 getrocknete Tomaten, zerkleinert
- 3 EL Balsamico-Essig
- 2 EL Olivenöl
- 3 Knoblauchzehen, durchgepresst
- 1 TL Salz
- 1 TL schwarzer Pfeffer
- 1,4 kg Flankensteak

Alle Zutaten außer dem Fleisch in der Küchenmaschine zu einer homogenen Masse verarbeiten. Steakfleisch in eine große verschließbare Plastiktüte geben, die Marinade dazugießen, Tüte verschließen und für 4 Stunden in den Kühlschrank geben.

Grill auf mittlerer Stufe vorheizen. Fleisch aus der Marinade nehmen und auf beiden Seiten je 6 bis 10 Minuten grillen, bis das Fleisch den gewünschten Zustand hat. Reste für das morgige Mittagessen aufbewahren.

Beilagenvorschlag: angebratene grüne Bohnen und Blumenkohl-Püree.

Ergibt 4 Portionen

30 g frischer Spinat
75 g Ananas
1 EL Kokosöl
80 g Erdbeeren
240 ml ungesüßte Kokosmilch
10 Eiswürfel

FRÜHSTÜCK: TROPISCHER SPINAT-SMOOTHIE

Alle Zutaten in den Hochleistungsmixer geben und zu einem glatten Getränk verarbeiten und sich schmecken lassen.

Ergibt 4 Portionen

8 Romanasalatblätter
restliches Flankensteak, erhitzt und zerkleinert
1 Tomate, klein geschnitten
½ rote Zwiebel, gehackt
1 Avocado, klein geschnitten
Salsa
1 Limette, in Spalten geschnitten

MITTAGESSEN: TACOS DE CARNE

Salatblätter mit Steakfleisch, Tomate, Zwiebel, Avocado und einem Löffel Salsa füllen. Mit den Limettenspalten servieren.

ABENDESSEN: PIKANTES SCHWEINEFILET

Mischen Sie alle Zutaten außer dem Fleisch und dem Kokosöl in einer Schüssel zusammen. Das Fleisch in eine Auflaufform legen und mit dem Öl begießen. Dann noch die angerührte Mischung darübergießen und das Fleisch im Backofen bei 160 Grad ca. 40 Minuten abgedeckt garen. Es soll so zart sein, dass man es zerpflücken kann. Reste für das morgige Frühstück aufheben.

Beilagenvorschlag: Blumenkohl-Püree und gedämpfter Brokkoli.

Ergibt 4 Portionen

4 EL Apfelessig
1 TL Salz
1 TL Chiliflocken
1 rote Zwiebel, gehackt
4 Knoblauchzehen, durchgepresst
450–900 g Schweinefilet
1 EL Kokosöl, zerlassen

FRÜHSTÜCK: OMELETT MIT SCHWEINEFLEISCH

Ergibt 4 Portionen

8 Eier
restliches Schweinefleisch von gestern
30 g frischer Spinat
2 Knoblauchzehen, durchgepresst
1 TL Salz
1 TL schwarzer Pfeffer
½ EL Kokosöl

Backofen auf 190 Grad vorheizen. Eier in eine Schüssel schlagen und alle Zutaten außer dem Kokosöl hineinrühren. Kokosöl schmelzen und eine Auflaufform damit ausstreichen. Den Schüsselinhalt hineingießen und 30 bis 40 Minuten backen. Servieren, sobald die Masse gestockt ist.

MITTAGESSEN: APFEL-HÄHNCHEN-SALAT

Ergibt 4 Portionen

2 gegarte und zerkleinerte Hähnchenbrustfilets (Rest vom ersten Tag dieser Woche)
3 EL Paleo-Mayonnaise
1 großer Apfel, klein geschnitten
½ rote Zwiebel, gehackt
1 Stange Sellerie, klein geschnitten
50 g Rosinen

Alle zerkleinerten Zutaten in einer großen Schüssel vermengen, mit der Mayonnaise abschmecken, den Rosinen garnieren und dann servieren.

ABENDESSEN: MINZE-LAMMKOTELETTS

Grill auf mittlerer Stufe vorheizen. Alle Zutaten außer dem Fleisch in der Küchenmaschine zu einer gleichmäßigen Masse verarbeiten. Die Lammkoteletts damit einreiben und auf beiden Seiten je 4 bis 6 Minuten grillen, bis das Fleisch die gewünschte Garstufe erreicht hat.

Beilagenvorschlag: Blumenkohl-Püree und gedämpfte grüne Bohnen.

Ergibt 4 Portionen

1 Handvoll frische Minze
3 Knoblauchzehen
1 EL Apfelessig
1 TL Salz
1 TL schwarzer Pfeffer
½ TL Zwiebelpulver
1 EL Kokosöl, zerlassen
6–8 Lammkoteletts

Ergibt 4 Portionen

6 Streifen Bacon
40 g Champignons, zerkleinert
30 g frischer Spinat
3 Knoblauchzehen, durchgepresst
2 EL Kokosöl, zerlassen
1 TL Salz
1 TL gemahlener Kreuzkümmel
1 TL schwarzer Pfeffer
8 Eier
Muffinförmchen aus Papier

FRÜHSTÜCK: QUICHE-MUFFINS

Backofen auf 175 Grad vorheizen, Bacon backen, abkühlen lassen und klein schneiden. Eier in eine Schüssel schlagen, alle übrigen Zutaten hinzufügen und gut verrühren. Papierförmchen in die Vertiefungen einer Muffin-Backform drücken und jeweils zur Hälfte mit der Eimasse füllen. 20 bis 30 Minuten backen, bis die Eimasse in den Muffins ganz gestockt ist.

Ergibt 4 Portionen

500 g Thunfisch aus der Dose (im eigenen Saft)
3 EL Paleo-Mayonnaise
1 TL Salz
1 Stange Sellerie, klein geschnitten
4 Radieschen, klein geschnitten
1 EL Zitronensaft
1 TL schwarzer Pfeffer
1 TL Knoblauchpulver

MITTAGESSEN: THUNFISCHSALAT MIT RADIESCHEN

Alle zerkleinerten Zutaten in einer Schüssel gut miteinander vermengen und servieren.

ABENDESSEN: KOKOS-GARNELEN MIT HONIG

Garnelen mit Salz und Chiliflocken würzen und mit Honig beträufeln, dann in den Kokosraspeln wälzen. Ghee in der Pfanne bei mittlerer Hitze erwärmen und Garnelen von beiden Seiten je 3 bis 5 Minuten braten, bis sie undurchsichtig und rot sind.

Beilagenvorschlag: Blumenkohl-»Reis« und gedünsteter Pak Choi mit Zwiebeln.

Ergibt 4 Portionen

900 g Garnelen, geschält und entdarmt (davon ca. 225 g für morgen Mittag aufheben)
1 TL Salz
1 TL Chiliflocken
2 EL naturbelassener Honig
40 g Kokosraspeln
2 EL Ghee

Ergibt 4 Portionen
2 Bananen
1 EL Mandelmus
355 ml ungesüßte Mandelmilch
10 Eiswürfel
1 EL naturbelassener Honig

FRÜHSTÜCK: POWER-SMOOTHIE MANDEL-BANANE

Alle Zutaten im Hochleistungsmixer zu einem homogenen Getränk verarbeiten und frisch genießen.

Ergibt 4 Portionen
1 EL Kokosöl
1 Zwiebel, gewürfelt
3 Knoblauchzehen, durchgepresst
1 Stange Sellerie, gewürfelt
75 g grüne Paprika, gewürfelt
800 g gewürfelte Tomaten aus der Dose
1 Liter Hühnerbrühe
1 Portion gegarte, kleingeschnittene Chorizo oder Krakauer
1 Lorbeerblatt
2 TL Salz
1 TL schwarzer Pfeffer
½ TL Cayennepfeffer
½ TL Thymian, getrocknet
Kokos-Garnelen vom Vortag

MITTAGESSEN: KOKOS-GARNELEN-EINTOPF

Kokosöl in einem großen Topf erwärmen, Zwiebel, Knoblauch, Sellerie und Paprika hinzufügen. 5 Minuten dünsten, dann die übrigen Zutaten hinzufügen. Gut umrühren, dann die Wärmezufuhr verringern und den Deckel auflegen. Unter gelegentlichem Rühren 20 Minuten köcheln lassen, dann servieren.

ABENDESSEN: PUTENHACKBRATEN

Ergibt 4 Portionen

900 g Putenhackfleisch
1 Ei, verquirlt
20 g Mandelmehl
3 EL Coconut Aminos oder Soja-Soße
1 Zwiebel, gehackt
3 Knoblauchzehen, durchgepresst
1 TL Salz
1 TL schwarzer Pfeffer
1 TL Paprika
½ TL Cayennepfeffer
½ TL Salbei, getrocknet
1 EL Kokosöl

Backofen auf 190 Grad vorheizen. Alle Zutaten außer dem Kokosöl in einer Schüssel mit den Händen verkneten. Kokosöl schmelzen und damit einen Bräter ausstreichen. Den Braten formen, in den Bräter legen und etwa 1 Stunde braten beziehungsweise bis die Kerntemperatur 75 Grad erreicht hat. Reste für das morgige Frühstück aufbewahren.

Beilagenvorschlag: Blumenkohl-Püree und gedämpfter Grünkohl.

FRÜHSTÜCK: HACKSTEAK MIT EI

Ergibt 4 Portionen

- 4 Scheiben Putenhackbraten von gestern Abend
- 1 EL Kokosöl
- 4 Eier
- Salz und schwarzer Pfeffer nach Geschmack

In jedes Hacksteak mit einer kleinen runden Ausstechform ein Loch stechen. Kokosöl in einer großen Pfanne bei mittlerer Hitze erwärmen. Die Hacksteaks vorsichtig hineinlegen und in jedes Loch 1 Ei schlagen, salzen und pfeffern. Wenn die Eier langsam fest werden, die Steaks mit den Eiern vorsichtig wenden und noch einmal 1 bis 2 Minuten braten, dann servieren.

MITTAGESSEN: SALAT-WRAP MIT SCHINKEN

Ergibt 4 Portionen

- Paleo-Mayonnaise
- Paleo-Senf
- 8 Romanasalatblätter
- 225 g Kochschinken, in Scheiben geschnitten
- 1 Tomate, in Scheiben geschnitten
- ½ rote Zwiebel, in Scheiben geschnitten

Mayonnaise und Senf auf die Salatblätter streichen, die übrigen Zutaten daraufschichten, Salatblätter zu Wraps rollen und servieren.

ABENDESSEN: HONIG-GLASIERTER LACHS

Gewürze in einer Schale mischen und die Filets gleichmäßig damit würzen. Kokosöl in einer Pfanne bei mittlerer Hitze erwärmen und die Filets je 2 bis 4 Minuten auf beiden Seiten braten, bis sie durch sind.

Filets herausnehmen und in derselben Pfanne Honig und Ghee verrühren, Hitze reduzieren und den Inhalt weitere 4 Minuten erhitzen, bis eine Glasur entsteht. Über den Lachs geben und servieren.

Beilagenvorschlag: großer grüner Salat und gedämpfter Mangold.

Ergibt 4 Portionen

1 TL Salz
1 TL schwarzer Pfeffer
1 TL Paprika
½ TL Cayennepfeffer
4 Lachsfilets à 170 g
1 EL Kokosöl
3 EL naturbelassener Honig
1 EL Ghee

8
Simply Paleo in der Familie

Es gibt in meinem Leben nicht viel zu bedauern, aber ich wäre froh, wenn ich damals, als meine Kinder noch klein waren, schon gewusst hätte, wie viel Gutes wir uns tun, wenn wir Getreide, Gluten, Hülsenfrüchte und Milchprodukte möglichst weitgehend von unserem Speiseplan streichen.

Ich bin Ernährungsberaterin, so dass wir uns immer schon gut ernährt haben. Meine Kinder lieben ihr Gemüse, aber ein beträchtlicher Anteil ihrer Ernährung bestand damals aus Vollkornbrot und Vollkornreis.

Nun, das bereitet mir keine schlaflosen Nächte und sollte Sie auch nicht mehr groß kümmern, wenn es Ihnen ähnlich geht. Meine Kinder sind heute gesunde und glückliche junge Erwachsene. Die Umstellung auf Paleo-Kost hat viele gesundheitliche Vorzüge, egal wie alt Ihre Kinder sind oder wie sie sich gegenwärtig ernähren. Eine Paleo-Ernährung nach diesen Gesichtspunkten bewirkt oft einen Rückgang von Allergien, vermindert das Diabetesrisiko und die Wahrscheinlichkeit, übergewichtig zu werden.

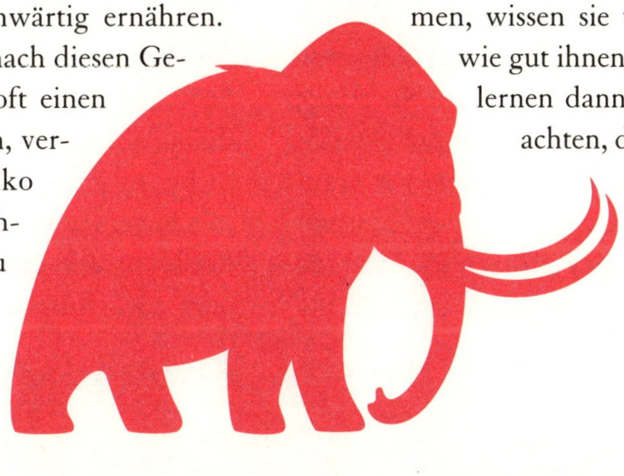

Wenn Sie Bedenken gegen die Umstellung auf diese Ernährungsform haben, sollten Sie vielleicht einmal mit dem Kinderarzt darüber sprechen. Wenn nicht, dann stürzen Sie sich einfach rein!

Je nachdem, wie sich Ihre Familie bisher ernährt hat, kann der Übergang natürlich hier und da ein wenig schwierig werden. Aber welchen Sinn macht es, sich besser ernähren zu wollen, wenn weiterhin Mahlzeiten aufgetischt werden, die Ihnen und Ihrer Familie nicht bekommen? Etwas wegzulassen, was man mag – vor allem bei Kindern –, das weiß ich aus eigener Erfahrung. Deshalb ist es am besten, so früh wie möglich mit einer wirklich gesunden Ernährung anzufangen.

Ganz kleine Kinder bilden ihre Essgewohnheiten und Vorlieben gerade erst aus, und wenn sie dann frisches Obst und Gemüse, Nüsse und mageres Fleisch bekommen, wissen sie von Anfang an, wie gut ihnen das tut. Und sie lernen dann auch, zu beobachten, dass sie sich nach dem Genuss von industriell verarbeiteten und mit Zu-

cker überfrachteten Nahrungsmitteln gar nicht gut fühlen.
Tatsächlich sind die meisten heutigen Kinder in den USA an »typische Kindergerichte« gewöhnt, die man eigentlich als Nahrungsersatzstoffe bezeichnen müsste. In anderen Industrieländern sieht es vermutlich nicht deutlich besser aus. Jedenfalls kann ich in Hotdogs und bunten Käsenudeln aus dem Karton keinen echten Nährwert erkennen.
Wie also gehen wir vor, wenn wir an solchen Essgewohnheiten etwas ändern möchten?
Man schafft das nicht alles auf einen Streich, so viel ist klar. Machen Sie Ihrer Familie besser keine großen Ankündigungen, die Umstellung auf die Paleo-Ernährung soll gar nicht großartig wahrgenommen werden. Lassen Sie überhaupt alle Namen weg. Bringen Sie einfach Ihre neuen, gesünderen Mahlzeiten auf den Tisch, und warten Sie ab, ob das überhaupt bemerkt wird. Sicher wird den anderen auffallen, dass es zum Frühstück nicht mehr Toast mit Erdnussmus und dergleichen gibt, aber es könnte ja sein, dass ihnen der große Obstsalat mit dem Häubchen aus griechischem Joghurt und Honig noch besser schmeckt! Wenn es bisher kalte Getreidekost zum Frühstück gab, sind sie womöglich begeistert von Rührei mit Schinken. Erläutern Sie ruhig, warum jeden Tag so viel Gemüse gereicht wird: weil es uns alles gibt, was wir brauchen, um groß und stark zu werden, um gesunde Zähne und glänzendes Haar zu haben.
Wenn nirgendwo Kräcker und Kekse bereitliegen, isst sie auch keiner. Lassen Sie die anderen Kunden im Supermarkt vor Neid erblassen mit Ihren Bergen an frischem Obst und Gemüse statt all den abgepackten Lebensmitteln. Daheim gibt es einfach das, was Sie mitbringen und was Ihre Familie wirklich nährt, statt die Gesundheit zu belasten.

Wie die Umstellung zu bewältigen ist

Ihr wichtigstes Anliegen muss es zuerst sein, den Verzehr von glutenhaltigem Getreide zurückzufahren. Wussten Sie übrigens schon, dass ein Zusammenhang zwischen Gluten und Lernstörungen vermutet wird? Wenn Sie die Umstellung auf Simply Paleo in Angriff nehmen, brauchen Sie unbedingt Ersatz für alles, was bisher besonders beliebt war. Wenn Ihre Lieben es gewohnt sind, sich mehrmals am Tag Butterbrote zu machen, reduzieren Sie zunächst die Anzahl und sehen zu, dass glutenfreies Brot zur Verfügung steht. Nach einer Woche probieren Sie aus, ob man nicht eine weitere Scheibe Brot weglassen kann. Ich denke, Sie verstehen das Prinzip.
Die meisten Paleoistas meiden Milchprodukte, aber Milch ist natürlich bei Kindern nicht unwichtig, von daher müssen Sie hier mit Augenmaß vorgehen. Vergorene Milchprodukte wie griechischer Joghurt Natur oder auch Käse, der mindestens 120 Tage

gereift ist, sind der Frischmilch vorzuziehen. Damit werden Sie gut fahren, wenn Sie noch unsicher sind, ob Sie Milchprodukte wirklich ganz aufgeben möchten. Sollten Sie Ihren Kindern weiterhin Milch geben wollen, kaufen Sie wenigstens biologisch erzeugte Vollmilch, die keine Hormone und Antibiotika enthält.

Gemüse geht über alles – in dem Punkt zumindest sind sich Simply-Paleo-Anhänger und Paleo-Puristen einig. Verköstigen Sie Ihre Familie mit so viel Gemüse, Nüssen, Obst wie nur eben möglich. Vielleicht können Sie Ihre Kinder sogar für die Einkäufe begeistern, denn schließlich haben sie dann Gelegenheit, sich etwas auszusuchen, was sie gern probieren würden. Sie können ihnen zum Beispiel sagen, dass Sie zwei grüne Gemüse, eine gelbe Gemüsesorte, etwas Violettes und zwei orangefarbene Gemüse brauchen – und dann schauen Sie, was dabei herauskommt. Lassen Sie sie entscheiden, ob sie lieber Walnüsse oder Mandeln möchten. Das weckt nicht nur ihr Interesse, sondern nebenbei lernen sie auch noch, wie man einkauft.

Wenn die Einkäufe dann zu Hause sind, lassen Sie alle mit anfassen, denn nur so können sie mit den Handgriffen in der Küche vertraut werden und erfahren, wie es ist, wenn man seine Ernährung selbst in die Hand nimmt. Essen, was man selbst gemacht hat, begeistert Kinder.

Forschen Sie nach gesunden Alternativen für beliebte, aber nicht so gesunde Vorlieben in Ihrer Familie. Statt der mit Pökelsalzen, Zucker und anderen belastenden Stoffen versetzten Brüh- und Bratwürstchen greifen Sie lieber zu Bioware. Kaufen Sie keine fertig vorbereiteten (und womöglich auch noch gefärbten) Nudelgerichte, sondern glutenfreie Nudeln aus Buchweizen oder Quinoa. Paleo-Puristen würden mich für solche Anregungen an den Pranger stellen, aber hier geht es einfach darum, für Ihre Kinder praktikable Übergänge zu schaffen. Statt geriebenem Käse aus der Tüte (der oft mehr Zusatzstoffe als Käse enthält) geben Sie etwas Butter oder Olivenöl über die Nudeln, dann vielleicht eine Soße aus zerkleinertem Hühnerfleisch und Erbsen und zum Schluss ein wenig echten Käse. Ja, Erbsen sind auch nicht gerade Steinzeitkost, aber sie bieten Kindern eine relativ gesunde Süße und sind durchaus auch nahrhaft.

Bei der Umstellung auf eine Paleo-Ernährung können Sie – vor allem, was Kinder betrifft – alle Selbstverständlichkeiten vergessen, die bisher galten. Dafür bekommen Sie viel mehr Freiheiten, was die Gestaltung der einzelnen Mahlzeiten angeht. Im ersten Moment scheinen bei vielen die Probleme zu überwiegen, jedenfalls werde ich immer wieder gefragt, wie man denn nun ein Frühstück gestalten solle, wenn man nicht mehr einfach alle mit der üblichen Getreidekost abfüttern kann. Und was soll es tagsüber geben, wenn man nicht einfach Brote schmieren kann?

Wenn Sie diese neue Lebensform annehmen möchten, werden Sie erleben, dass Ihre Vorstellungen davon, wie beispielsweise ein

MIT KREATIVITÄT ZU MEHR GEMÜSEVERZEHR

Obst essen kann jeder. Obst ist süß und hat ansprechende Farben. Bei Gemüse sieht es schon anders aus. Aber es gibt so viele Möglichkeiten, den Gemüseverzehr zu erhöhen. Pürieren Sie Gemüse, das macht sich wunderbar in Suppen und Spaghettisoßen. Möbeln Sie Ihren Rindfleischeintopf mit Kürbispüree auf. Schneiden Sie Rote Bete in Ihre Rindfleisch-Burritos (gefüllte Tortillas). Machen Sie Gemüse, sichtbar oder versteckt zum Bestandteil jeder Mahlzeit. Hier ein paar Anregungen, aus denen Sie eigene Ideen entwickeln können. Wichtig ist nur, dass Gemüse einen hohen Stellenwert in der Ernährung Ihrer Familie bekommt.

- **Es soll Spaß machen.** Tischen Sie lustige Kleinigkeiten wie eine »Ameisenstraße« auf. Das geht so: Füllen Sie die eingebuchtete Seite einer Selleriestange mit biologischem Mandel- oder Sonnenblumenkernmus, das Sie dann mit Rosinen (eben den Ameisen) belegen. Oder legen Sie in Streifen geschnittenes kunterbuntes Gemüse auf einen Teller, den Sie Ihren Kindern dann zum Anfertigen von Kunstwerken überlassen. Kann jemand ein lustiges Gesicht damit legen? Wer seine Kreation aufisst, bekommt Extrapunkte.
- **Gemüse anbieten, wenn die Kinder richtig Hunger haben.** Wenn Kinder richtig Hunger haben, essen sie das, was ihnen geboten wird. Wenn Sie eine Schale Chips hinstellen, wird sie natürlich leer gefuttert. Und wenn Sie einen Teller buntes Gemüse als Zwischenmahlzeit hinstellen, essen Kinder das auch, wenn es sonst nichts gibt.
- **Lassen Sie die anderen aktiv werden.** Servieren Sie alle Zutaten für einen bunten Salat in einzelnen Schalen, so kann jeder selbst nach dem greifen, was ihm lecker erscheint.
- **Die bekannten Lieblingsgerichte mit neuen Gemüsesorten erweitern.** Wenn Ihre Kinder gern Suppe essen, schneiden Sie einfach ein neues Gemüse in die nächste Suppe. Und sollten sie verrückt nach (glutenfreien) Nudeln sein, ist beim nächsten Mal eben etwas Brokkoli dabei. In den Hackbraten können Sie ruhig ein bisschen Gemüse hineinraffeln. Sicher, es sieht ein bisschen so aus, als müssten Sie die gesunden Sachen irgendwie verstecken, aber letztlich: Was spricht dagegen, beliebte Gerichte noch nahrhafter zu machen? Beim Essen können Sie dann ja erzählen, was alles in Ihrer Kreation ist. Dann sind die Kinder sicherlich eher geneigt, diese Gemüse auch in anderer Form zu probieren.

  Lassen Sie Ihre Kinder Gemüse trinken. Entsaften Sie Grünkohl, Karotten und was der Kühlschrank sonst noch bietet, mit einem zusätzlichen Apfel gesüßt, dazu noch ein wenig frischer Ingwer als Steigerung des Nährwerts und alles in hübschen Gläsern mit Trinkhalm, und Sie werden sehen: Es geht!

  Bei meinen Kindern (jetzt beide über zwanzig) haben diese »Tricks« angeschlagen. Heute essen sie alles, was ihnen an Gemüse vorgesetzt wird.

Mittagessen auszusehen hat, nicht mehr gelten. Nichts spricht dagegen, zum Frühstück Spiegelei mit einem kleinen Hacksteak und dazu Avocado und Tomate aufzutischen. Es gibt kein Naturgesetz, nach dem es zu bestimmten Mahlzeiten nur bestimmte Dinge geben darf. Machen Sie sich keine Sorgen, ob es wirklich erlaubt ist, den Kindern keine belegten Brote mit zur Schule zu geben. Wählen Sie unter den Eiweißträgern sowie Obst- und Gemüsesorten, die die Ihre Kinder mögen, und stopfen Sie die »Pausenbrot«-Box damit voll.

Kinder sind nun mal Kinder, das ist kein Geheimnis und darf auch so sein. Es wird immer Geburtstagsfeiern mit viel Süßem geben, und Oma wird immer versucht sein, ihren Enkeln Kekse zuzustecken. Halten Sie sich also zu Hause an die Grundsätze der Paleo-Ernährung, und lockern Sie die Zügel ruhig ein wenig, wenn es um besondere Anlässe geht. Das bedeutet nicht, dass wir uns überhaupt nichts Süßes mehr gönnen. Es sind eben andere Süßigkeiten, die mit natürlichen Süßungsmitteln und glutenfreien Mehlen hergestellt werden.

Wenn Sie grundsätzlich für gute Ernährung sorgen und wissen, dass Ihre Kinder das denkbar Beste zu essen bekommen, wird es Ihnen kein Bauchweh bereiten, wenn Sie wissen, dass es bei Oma etwas anders zugeht. Und vielleicht überraschen die Kinder Sie noch. Wenn sie sich nämlich einmal an die neue Ernährung gewöhnt haben, kann es durchaus sein, dass sie Nahrungsmittel, die es zu Hause nicht mehr gibt, auch anderswo einfach stehenlassen.

SIMPLY-PALEO-KLEINIGKEITEN FÜR ZWISCHENDURCH

Ich halte gar nichts von den 100-Kalorien-Snack-Päckchen, wie man sie heute im Supermarkt findet. Sie bestehen weitgehend aus industriell verarbeiteten Nahrungsmitteln – viel Zucker, viel Chemie. Hier ein paar gesunde Anregungen für den kleinen Hunger zwischendurch:

- **Rohkost mit Dip:** Probieren Sie Blumenkohl, Brokkoli und Paprikastreifen aus.
- **Selleriestangen** mit Mandelmus und Rosinen (die oben erwähnte »Ameisenstraße«).
- **Selbstgemachtes Studentenfutter:** Einfach Nüsse und Trockenfrüchte mischen, was könnte einfacher sein?
- **Apfelscheiben** mit Heidelbeeren und einer Prise Zimt.
- **Gemischte Beeren:** Erdbeeren, Brombeeren und Heidelbeeren ergänzen sich zu einer köstlichen kleinen Zwischenmahlzeit.
- **Muffins:** Erfinden Sie Ihre eigenen Paleo-Muffins mit Obst und Hanfsamen und anderen guten Sachen.
- **Banane:** die perfekte Zwischenmahlzeit; sehr sättigend mit Mandelmus.
- **Käse:** Wenige Würfel von wirklich reifem Käse ergeben eine sehr befriedigende Zwischenmahlzeit.
- **Nüsse:** Eine Handvoll Nüsse enthält viel sättigendes Eiweiß.
- **Eis am Stiel:** Schaffen Sie sich ein paar der bei Kindern so beliebten Eisförmchen und

die dazugehörigen Holzspatel an, und stellen Sie Eis aus selbstgepressten Obstsäften oder Joghurt mit Beeren her.

- **Joghurt:** Kaufen Sie griechischen Naturjoghurt, den Sie mit etwas Obst süßen, ohne zusätzlichen Zucker. Das ist eigentlich primal und nicht paleo, geht aber als Simply-Paleo-Snack durch.
- **Gurken:** Frischkäse zwischen Gurkenscheiben – ein »Sandwich« der besonderen Art.
- **Selbstgemachte Müsliriegel:** Experimentieren Sie mit Rezepten für etwas, was Ihrer Familie wirklich schmeckt.
- **Trockenfrüchte:** Aprikosen, Datteln, Cranberrys, Ananas ... sind reich an Mineralien und Ballaststoffen.
- **Bananenbrot:** Experimentieren Sie mit zuckerarmen Nussmehl-Rezepten, bis Sie das ermittelt haben, was Ihren Lieben am besten schmeckt.
- **Gekochte Eier:** sind zwischendurch ein nahrhafter Snack.
- **Apfelmus:** Ein paar Bioäpfel entkernen, klein schneiden, einkochen lassen und mit etwas Zimt überstäuben ... und schon ist das Apfelmus auf dem Tisch!
- **Orangen:** Eine Orange ist ganz wunderbar für zwischendurch und wird auch noch in biologisch abbaubarer »Verpackung« geliefert.
- **Trauben:** Waschen und als kleine Süßigkeit naschen.
- **Melonen:** Aus Zucker-, Cantaloupe- und Wassermelone lassen sich köstliche Salate mischen.
- **Brokkoli-Röschen:** sind als Zwischenmahlzeit köstlich.
- **Obst-Kebab:** Das Obstvergnügen lässt sich noch steigern, wenn Sie Stücke auf Holzstäbchen spießen und mit griechischem Joghurt als Dip reichen.
- **Mandelmus:** Apfelspalten, Bananen und Sellerie passen gut zu Mandelmus.
- **Grünkohlchips:** Grünkohl ist sehr gesund. Selbstgemachte Grünkohlchips pflegen sehr schnell zu verschwinden. Probieren Sie es aus! Weiter unten finden Sie ein Rezept.
- **Süßkartoffel, gebacken:** Ein paar Süßkartoffeln, in Scheiben geschnitten und auf dem Rost gebacken, eignen sich als gesunde schnelle Zwischenmahlzeit.
- **Smoothies:** Ohne große Umstände können Sie jederzeit ein paar leckere Kleinigkeiten zu einem herrlichen Getränk verarbeiten.
- **Birnen:** einfach süß und saftig.
- **Rosinen:** Eine Handvoll ist immer willkommen.
- **Dunkle Schokolade:** Ein paar Stückchen dunkle Schokolade befriedigen die Naschlust und liefern auch noch jede Menge Antioxidantien.
- **Ananas:** Pur oder im Obstsalat, Ananasstücke sind einfach himmlisch.
- **Mango:** Und da wir gerade dabei sind, zu den größten Köstlichkeiten dieser Erde gehört doch sicher die Mango!
- **Zuckerschoten:** ohne Zweifel ein Simply-Paleo-Snack.
- **Selbstgemachter Fruchtgummi:** Pürieren Sie etwas Obst, und gießen Sie es auf ein mit Backpapier ausgelegtes Backblech. Auf niedrigster Stufe 6 bis 8 Stunden im Backofen erwärmen. Oder benutzen Sie ein Dörrgerät, falls Sie eines besitzen.

KNABBERMIX

Zutaten

- 120 g Kürbiskerne
- 70 g Mandeln, zerkleinert
- 50 g Pistazien
- 50 g Pekannüsse
- 1 EL Kokosöl, zerlassen
- 1½ EL Ahornsirup
- 1 TL Zimt
- ¼ TL Muskat, gerieben
- ¼ TL Salz
- 75 g getrocknete Datteln, klein geschnitten
- 50 g Kokosraspeln, ungesüßt

Backofen auf 190 Grad vorheizen. Ein Backblech mit Backpapier auslegen und darauf die Zutaten außer Datteln und Kokosraspeln mischen. 7 bis 10 Minuten backen, bis sich der Röstduft entwickelt. Aus dem Ofen nehmen und in Kokosraspeln und Datteln wälzen. Ganz abkühlen lassen und in einem dicht schließenden Behälter aufbewahren.

SCHOKO-KOKOS-KUGELN

Ergibt 12 kleine Kugeln

- 8 große Datteln, entsteint
- 250 g rohe Mandeln
- 2 EL Kokosbutter
- 4 EL dunkle Schoko-Chips
- 1 Prise Salz
- 50 g Kokosraspeln

In der Küchenmaschine Datteln, Mandeln und Kokosbutter verarbeiten. Sobald eine glatte Masse entsteht, Schokolade und Salz hinzufügen und noch zweimal verrühren. Mit einem Löffel immer wieder kleine Mengen abstechen und zu Kugeln rollen, die in den Kokosraspeln gewälzt werden. Bis zur Verwendung in einem dicht schließenden Behälter im Kühlschrank aufbewahren.

AMEISENBOOTE

Ergibt 4 Portionen

- 4 EL Mandelmus
- 2 süßsaure knackige Äpfel, halbiert und entkernt
- 2 EL naturbelassener Honig
- 20 dicke Rosinen

1 EL Mandelmus auf jeder Apfelhälfte verteilen und mit Honig beträufeln. Dann jeweils 5 Rosinen in einer Reihe daraufsetzen und sofort servieren.

PUTENRÖLLCHEN

Ergibt 4 Portionen

8 Scheiben Putenbrust
1 Gurke, geschält und in dünne Streifen geschnitten
60 g Guacamole (Avocado-Dip)
2 Roma-Tomaten, dünn geschnitten

Die Putenscheiben auf einer sauberen Arbeitsfläche auslegen. In die Mitte jeweils ein paar Gurkenstreifen legen, darauf etwas Guacamole verstreichen und zuletzt alles mit Tomatenscheiben abdecken. Alles zusammen einrollen und servieren.
Die Röllchen sind besonders gut, wenn sie noch in Humus getaucht werden.

PALEO-MÜSLIRIEGEL

Ergibt 16 bis 20 Stück

120 g Kürbiskerne
120 g Sonnenblumenkerne
140 g Mandelstifte
60 g Mandelmehl
100 g ungesüßte getrocknete Cranberrys
100 g Kokosraspeln
2 EL Mandelmus
180 g naturbelassener Honig
1 TL Vanilleextrakt
Salz nach Geschmack
¼ TL Muskat
½ TL Zimt

Eine Backform oder von ca. 20 x 30 Zentimeter Grundfläche mit Backpapier auslegen.
Die ersten sechs Zutaten gut in einer Schüssel mischen.
Die übrigen Zutaten in eine Kasserolle geben und bei mittlerer Hitze erwärmen, bis die Masse Blasen wirft, dann über die trockene Mischung in der Schüssel gießen und alles rasch vermengen.
Die noch warme Mischung in die Backform umfüllen und mit den Händen glätten. Abkühlen und fest werden lassen. An besonders heißen und feuchten Tagen kann das Ergebnis unbefriedigend bleiben, von daher empfiehlt sich nach dem Abkühlen der Masse das Aufbewahren in der Tiefkühltruhe.
In Riegel schneiden (die dann immer noch etwas bröselig sind) und gleich probieren lassen!

Ergibt 4 Portionen

- 320 g Erdbeeren, Stielansatz entfernt
- 300 g dunkle Süßkirschen, entsteint
- 1 Banane, in Scheiben geschnitten
- 300 g dunkle Schokolade, geschmolzen
- 4 hölzerne Schaschlikspieße

OBST-LOLLIS MIT SCHOKOGLASUR

Abwechselnd die Früchte auf die Holzspieße stecken, bis sie voll sind, danach in die Schokolade tauchen, bis ein gleichmäßiger Überzug entsteht. Die fertigen Lollis nebeneinander in einen luftdichten Behälter legen, 2 Stunden tiefkühlen und servieren.

Ergibt eine große Schüssel voll

- 180–240g frischer Grünkohl, geschnitten und die harten Stiele entfernt
- 2 EL Olivenöl oder geschmolzenes Kokosöl
- 1 EL Apfelessig oder frischer Zitronensaft
- ½ TL Salz

DR. WAHLS' GRÜNKOHL-CHIPS

Backofen auf 175 Grad vorheizen.

Den geschnittenen Grünkohl in eine große Schüssel geben und mit Öl und Apfelessig/Zitronensaft beträufeln. Mit den Händen wenden, bis alles gut benetzt ist und der Grünkohl nach einigen Minuten wie frisch gemähtes Gras zu riechen beginnt. Grünkohl auf einem Backblech ausbreiten und 10 Minuten auf der untersten Schiene backen.

Blech herausziehen und den Kohl wenden, damit er richtig knusprig wird. Noch einmal 8 bis 12 Minuten backen. Er soll am Schluss leicht gebräunt sein und sich fest anfühlen. Solange er noch elastisch ist, ist der Kohl noch nicht fertig, aber bleiben Sie in der Nähe des Ofens, damit der Kohl nicht verbrennt. Wird er schon braun, wenn er noch elastisch ist, reduzieren Sie die Hitze.

Die fertigen Grünkohl-Chips aus dem Backofen nehmen und mit Salz bestreuen.

Paleo-Ernährung und Gesundheit

Ein Leben nach Paleo-Grundsätzen ist keine Modeerscheinung. Ich bin durch diese Ernährungsform gesund geworden, kann mein Gewicht halten und fühle mich besser als je zuvor.

Ich werde mich nie wieder so ernähren wie früher, ich möchte mich einfach nicht mehr so fühlen. Ich habe keine Lust mehr, nach frischem Brot mit aufgetriebenem Bauch und lethargisch herumzuhängen. Ich möchte nicht für den Rest meines Lebens naschsüchtig sein.

Ich habe meine Gesundheit selbst in die Hand genommen, und ich kann Ihnen verraten, dass es sich großartig anfühlt.

Vor ein paar Jahren habe ich zusammen mit Marla Cilley ein Buch mit dem Titel *Body Clutter* veröffentlicht. Es ging darum, wie man den Körper »entrümpelt«, vor allem auch emotional entrümpelt, damit sich das nicht mehr Brauchbare nicht länger an Hüften, Po und Beinen festsetzt.

Mit Simply Paleo habe ich mir all die Gedanken, die wir in diesem Buch vorgetragen haben, wirklich zu eigen gemacht: Ich habe guten Schlaf verdient ebenso wie die Massagen, die Smoothies und meine Aufenthalte im Fitnessstudio.

Wenn wir unser Leben nach Paleo-Gesichtspunkten ausrichten, ist es nicht schwierig, gesund zu bleiben, einfach weil wir dann die Nahrungsmittel weglassen, die uns dick und krank machen. Wer auf Simply Paleo umschwenkt, der weiß für immer, wie ein gesundes Körpergewicht zu halten ist.

Und es geht nicht darum, perfekt sein zu müssen. Wir nehmen die Prinzipien einer gesunden Ernährungs- und Lebensweise zur Kenntnis und setzen sie um, so gut es eben geht. Natürlich verstehe ich auch, dass Paleo-Perfektionisten Ihnen gern ein schlechtes Gewissen machen würden, weil Sie ein bisschen Parmesan über Ihre Paleo-Minestrone streuen möchten.

Fassen Sie Mut! Wer sich an die Grundsätze hält, darf auch mal Käse essen.

9
Zauberei mit dem Schongarer

Zu den besten Hilfsmitteln in der Simply-Paleo-Küche gehört der magische Schongarer (vielfach eher unter der Bezeichnung Slowcooker oder in der englischen Schreibweise Slow cooker bekannt). Viele nennen ihn auch einfach Crock-Pot (was allerdings ein geschützter Markenname ist, abgeleitet von dem englischen Wort Crock für »irdener Topf«, womit der aus Keramik bestehende Innentopf des Geräts gemeint ist).

Nun, welchen Namen Sie diesem so vielseitigen Küchenhelfer auch geben mögen, er macht das Leben jedenfalls viel einfacher. Denken Sie aber bei den folgenden Rezepten immer daran, dass es den Schongarer von vielen Herstellern in verschiedenen Ausführungen und mit unterschiedlichen Leistungen gibt, so dass meine Angaben nur Richtwerte sind, die Sie eventuell abwandeln müssen. Mit etwas Erfahrung wird es Ihnen nicht schwerfallen.

Schongarer sind gerade für Paleoistas großartig geeignet, weil sie uns so viel Arbeit abnehmen und den Knochen, aus denen wir unsere Brühe kochen, so besonders intensiv die Mineralien und Nährstoffe entziehen.

Aber weil der Schongarer nicht nur für Suppen und Knochenbrühen da ist, muss ich Ihnen einfach ein paar meiner Lieblingsrezepte vorstellen. Ich bin sicher, dass Sie genauso begeistert sein werden wie meine Familie und ich.

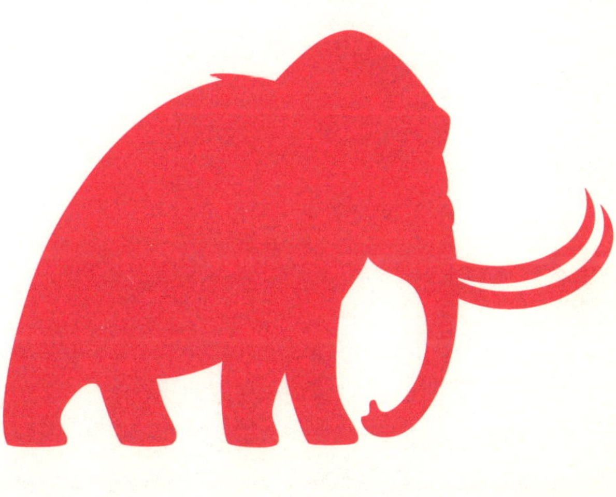

BUNTER EINTOPF MIT SCHWEINEFLEISCH

Ergibt 6 Portionen

1 gutes kg Schweinelende, in Würfel geschnitten
1 TL Salz
1 TL schwarzer Pfeffer
½ TL gemahlener Kreuzkümmel
½ TL gemahlene Korianderkörner
3 Schalotten, geschält und in Scheiben geschnitten
2 Knoblauchzehen, durchgepresst
1 Spitzpaprika, klein geschnitten
1 gelbe Paprika, klein geschnitten
1 rote Paprika, klein geschnitten
1 Tomate, gewürfelt
2 Süßkartoffeln, geschält und gewürfelt
2 Mangos, geschält und klein geschnitten
1 Liter Hühnerfond
Saft einer halben Limette
2 EL frischer Thymian, gehackt

Fleisch in eine Schüssel geben und mit den Gewürzen (Zutaten 2 bis 5) bestreuen. Mit den Händen gut auf dem Fleisch verteilen. Die nächsten 8 Zutaten (Schalotten bis Mangos) in den Schongarer geben, das gewürzte Fleisch hinzufügen und zuletzt Fond und Limettensaft darübergießen. Alles gut durchrühren, den Deckel schließen und auf niedriger Stufe 5 bis 6 Stunden garen. Fleisch und Gemüse sollen dann zart sein, während die Mangostücke ganz zerfallen sind. Den gehackten Thymian einrühren und servieren.

Beilagenvorschlag: Salat aus frischem Spinat.

Simply-Paleo-Abwandlung: Statt Süßkartoffeln können Sie auch mal violette Kartoffeln nehmen.

Ergibt 6 Portionen

1,4 kg Fleisch von Hähnchenkeulen, in Stücke geschnitten
1 EL Salz
1 EL schwarzer Pfeffer
2 Knoblauchzehen, fein gehackt
6 Thymianzweige
4 Stangen Sellerie, klein geschnitten
1 rote Zwiebel, gehackt
800 g Kürbis, gewürfelt
1 Fenchelknolle (Strunk entfernt), in Scheiben geschnitten
6 kleine Champignons, in Scheiben geschnitten
1 Liter Hühnerfond
1 EL Tomatenmark
1 EL Zitronensaft
2 EL Rosmarin, gehackt

HÄHNCHENEINTOPF MIT HERBSTGEMÜSE

Fleisch in einer Schüssel mit Salz, Pfeffer und Knoblauch vermengen. Thymian und Gemüse in den Schongarer geben. Brühe, Tomatenmark und Zitronensaft in einer Schüssel gut verrühren und in den Schongarer gießen. Gewürztes Fleisch hinzufügen und alles gut verrühren. Deckel schließen und auf niedriger Stufe 5 bis 6 Stunden garen, bis das Fleisch und das Gemüse weich genug sind. Zum Anrichten mit dem gehackten Rosmarin bestreuen.

Beilagenvorschlag: Rucolasalat mit Äpfeln, Walnüssen und Balsamico.

KOKOS-HÄHNCHEN-EINTOPF

Ergibt 6 Portionen

1 kg Fleisch von Hähnchenkeulen
2 TL Salz
1 TL weißer Pfeffer
1 TL getrockneter Thymian
1 TL getrockneter Rosmarin
1 Zwiebel, klein geschnitten
225 g kleine Champignons, in Scheiben geschnitten
3 Stangen Sellerie, klein geschnitten
2 Pastinaken, geschält und klein geschnitten
470 ml Kokosmilch
1 TL Paleo-Senf
1 TL Zitronensaft

Fleisch in eine Schüssel geben, die Hälfte von Salz und Pfeffer sowie den Thymian, den Rosmarin und die Zwiebel darüberstreuen. Die Gewürze mit den Händen gut in das Fleisch einreiben. Pilze, Sellerie und Pastinaken in den Schongarer geben. In einer Schale Kokosmilch, Senf und Zitronensaft mit dem restlichen Salz und Pfeffer verrühren und über das Gemüse im Schongarer gießen, danach Fleisch hinzufügen. Alles gut verrühren. Deckel schließen und auf niedriger Stufe 4 bis 5 Stunden garen, bis das Fleisch und das Gemüse die gewünschte Konsistenz haben.

Beilagenvorschlag: gedünstete Löwenzahnblätter mit Zwiebeln und Bacon.

MEERESFRÜCHTE-EINTOPF

Ergibt 8 Portionen

2 grüne Paprika, klein geschnitten
2 Stangen Sellerie, klein geschnitten
1 Jalapeño-Paprika, in Streifen geschnitten
800 g gewürfelte Tomaten aus der Dose
240 ml passierte Tomaten
1 TL Chilipulver
1 TL Salz
1 TL weißer Pfeffer
1 EL naturbelassener Honig
450 g Garnelen, geschält und entdarmt
225 g Goldmakrele, in Würfel geschnitten

Alle Zutaten außer Garnelen und Fisch in den Schongarer geben. Deckel schließen und auf hoher Stufe 2 bis 3 Stunden garen. Vor dem Servieren Garnelen und Goldmakrele eine halbe Stunde lang mitgaren, bis die Garnelen undurchsichtig und rot geworden sind.

Beilagenvorschlag: Blumenkohl-»Reis« und gedünsteter Mangold.

GESCHMORTES RINDFLEISCH MIT KÜRBIS

Ergibt 6 Portionen

6 Beinscheiben vom Rind
1 TL Salz
½ TL gemahlener Kreuzkümmel
½ TL Zimtpulver
½ TL Pimentpulver
½ TL schwarzer Pfeffer
6 Knoblauchzehen, durchgepresst
700 ml Hühnerfond
200 g Dosentomaten im Saft
75 g Sellerie, klein geschnitten
1 Butternut-Kürbis, geschält und gewürfelt
1 Zitrone, Saft und abgeriebene Schale
1 EL Basilikum, gehackt

Beinscheiben in einer Schüssel mit den trockenen Gewürzen bestreuen, und die Gewürze von Hand gut ins Fleisch reiben. Beinscheiben in den Schongarer geben, alle weiteren Zutaten außer dem Basilikum hinzufügen und gut verrühren. Deckel schließen und auf niedriger Stufe 8 bis 10 Stunden garen. Das Fleisch soll sich leicht vom Knochen lösen. Mit Basilikum garnieren und servieren.

Beilagenvorschlag: gedämpfter Brokkoli.

Ergibt 6 Portionen
- 1,8 kg besonders magerer Lammbraten, in Würfel geschnitten
- ½ TL Chiliflocken
- ½ TL gemahlener Kreuzkümmel
- ½ TL Salz
- ½ TL schwarzer Pfeffer
- 3 Knoblauchzehen, durchgepresst
- 4 Karotten, klein geschnitten
- 2 Pastinaken, geschält und klein geschnitten
- 6 Roma-Tomaten, klein geschnitten
- 1 Limette, Saft und abgeriebene Schale
- 240 ml Rotweinessig
- 700 ml Rinderfond
- 35 g Mandelstifte, angeröstet
- 40 g getrocknete Aprikosen
- ½ Bund Pfefferminze, klein geschnitten

WÜRZIGE LAMM-TAJINE

Die ersten sechs Zutaten in eine Schüssel geben. Das Fleisch gut mit den Gewürzen einreiben. Karotten, Pastinaken, Tomaten, Limettensaft, Limettenschale, Essig und Rinderfond in den Schongarer geben, gewürztes Lammfleisch sowie Mandeln und Aprikosen hinzufügen und alles gut verrühren. Auf niedriger Stufe 6 bis 7 Stunden garen, bis sich das Fleisch leicht mit der Gabel einstechen lässt. Vor dem Servieren noch die Minze einrühren.

Beilagenvorschlag: gerösteter Butternut-Kürbis und gedämpfter Rosenkohl.

HERZHAFTER EINTOPF MIT RIND UND KRÄUTER-SÜSSKARTOFFELN

Ergibt 6 Portionen

1,8 kg für Eintopf geeignetes Rindfleisch, in Würfel geschnitten

1 TL Salz

½ TL schwarzer Pfeffer

2 Knoblauchzehen, gehackt

1 Zwiebel, in Scheiben geschnitten

400 g gewürfelte Tomaten aus der Dose

3 Süßkartoffeln, geschält und gewürfelt

4 Stangen Sellerie, klein geschnitten

1 Karotte, klein geschnitten

85 g getrocknete Aprikosen, in Scheiben geschnitten

¼ Bund frischer Thymian, gehackt

1 Handvoll frischer Rosmarin, gehackt

1 EL Apfelessig

700 ml Rinderfond

2 EL frischer Salbei, gehackt

Rindfleisch in eine große Schüssel geben, Salz, Pfeffer und Knoblauch hinzufügen und alles gut vermengen. Zwiebelscheiben in den Schongarer legen, darauf das gewürzte Fleisch und dann die restlichen Zutaten außer dem Salbei. Deckel schließen und auf niedriger Stufe 6 bis 7 Stunden garen, bis das Fleisch leicht mit der Gabel einzustechen ist. Zum Schluss den Salbei einrühren und servieren.

Beilagenvorschlag: ein großer Spinatsalat.

Ergibt 10 Portionen
1 EL Kokosöl
130 g Zwiebeln, gewürfelt
150 g grüne Paprika, gewürfelt
150 g rote Paprika, gewürfelt
50 g Frühlingszwiebeln, geschnitten
1 Fenchelknolle, Strunk entfernt und in Scheiben geschnitten
6 Roma-Tomaten, gewürfelt
160 g Blumenkohl, klein geschnitten
4 Knoblauchzehen, fein gehackt
480 ml passierte Tomaten
240 ml Hühnerfond
1 Lorbeerblatt
1 Handvoll Basilikumblätter, gehackt
1 TL schwarzer Pfeffer
1 TL Salz
20 Venusmuscheln, sorgfältig gereinigt
450 g Kabeljau, in Würfel geschnitten
230 g Krabbenfleisch
20 Garnelen, geschält und entdarmt

CIOPPINO – ITALIENISCHE FISCHSUPPE

Alle Zutaten außer den Meeresfrüchten in den Schongarer geben und gut mischen, dann bedeckt 3 Stunden auf niedriger Stufe garen. Die Meeresfrüchte außer den Garnelen 1 Stunde vor der Mahlzeit hinzufügen, die Garnelen erst ½ Stunde davor. Auftragen und genießen!

Beilagenvorschlag: Rucolasalat mit Walnüssen und Äpfeln.

KOKOS-HÄHNCHEN UND BROKKOLI

Ergibt 6 Portionen

2 EL Kokosöl
1 Zwiebel, gehackt
1,5 kg Hähnchenbrust, in Würfel geschnitten
1 TL Salz
1½ EL mildes Currypulver
1 TL gemahlener Ingwer
1 TL Zimtpulver
50 g Brokkoli, klein geschnitten
200 g Rosinen
2 grüne Äpfel, gewürfelt
400 ml ungesüßte Kokosmilch
Knapp 500 ml Hühnerfond
Saft einer Limette
240 ml ungesüßte Kokoscreme
50 g ungesüßte geröstete Kokosflocken

Kokosöl in der Pfanne bei mittlerer Hitze schmelzen. Zwiebel darin anbräunen und in den Mixer oder die Küchenmaschine geben. Etwas abkühlen lassen, dann bis zur Verflüssigung pürieren. Gewürfeltes Hähnchenfleisch in den Schongarer geben, mit Salz, Currypulver, Ingwer und Zimt bestreuen und gut einarbeiten. Das Zwiebelpüree und die restlichen Zutaten hinzufügen und rühren, bis alles gut vermischt ist. Deckel schließen und auf niedriger Stufe 7 bis 8 Stunden garen. Das Fleisch soll ganz zart sein. Leicht mit gerösteten Kokosflocken bestreuen und servieren.

Beilagenvorschlag: Kartoffelschnee mit Butter aus violetten Kartoffeln. Ein bisschen Grünkohlsalat kann auch nicht schaden.

Ergibt 6 Portionen

- knapp 1,5 kg Schweinelende, in Würfel geschnitten
- 1 rote Paprika, klein geschnitten
- 1 grüne Paprika, klein geschnitten
- 1 rote Zwiebel, in Scheiben
- 3 Süßkartoffeln, geschält und gewürfelt
- 2 EL Paleo-Senf
- 1 EL Honig
- 4 Roma-Tomaten, gewürfelt
- 800 g gewürfelte Tomaten aus der Dose
- 1 TL Salz
- 1 TL schwarzer Pfeffer
- 2 Knoblauchzehen, gehackt
- 240 ml Hühnerfond
- ½ TL Chiliflocken
- ½ TL getrockneter Salbei

GESCHMORTES VOM SCHWEIN MIT KUBANISCHEM GEMÜSE

Das Fleisch in den Schongarer geben, mit Salz, Pfeffer und dem Knoblauch bestreuen und einreiben. Nun das Gemüse und alle weiteren Zutaten dazugeben. Alles gut vermischen.

Bedeckt 5 bis 6 Stunden auf niedriger Stufe garen, bis das Fleisch und das Gemüse weich sind. Jetzt nur noch auftragen und genießen.

10
Simply-Paleo-Gerichte zum Einfrieren

Von einigen Menschen habe ich gehört, dass es schwierig sei, Simply Paleo zu realisieren, weil man so viel kochen muss. Aber wie will man sich ohne das Kochen von Mahlzeiten gut und nahrhaft versorgen?

Wir haben in den USA sogenannte »Meal-Assembly«-Unternehmen, bei denen man sich Tiefkühlmahlzeiten für einen ganzen Monat zusammenstellen kann, die man dann zu Hause einfriert. Eine Idee, die beim Publikum gut ankommt.

Das Konzept der vorbereiteten Mahlzeiten (meal assembly) ist gut, aber die Durchführung lässt teilweise zu wünschen übrig. Viele Kohlenhydrate, Industriebouillons und alles, was man sich an Zusatzstoffen denken kann, sind in den Tiefkühlgerichten enthalten. Besonders preisgünstig ist die ganze Sache auch nicht, und man bekommt nicht die beste Qualität, was der Gesundheit nicht gerade dient.

Also habe ich mein ganz eigenes Simply-Paleo-Verfahren für Sie entwickelt, nach dem Sie Tiefkühlgerichte im Voraus zubereiten können, um dann auf sie zurückzugreifen, wenn Sie mal überhaupt keine Zeit oder Energie zum Kochen haben.

Ich selbst mache es gern so, dass ich alle vorbereitenden Arbeiten für eine Mahlzeit schon erledige, die Speisen aber ungekocht einfriere. Ist mir dann nach einer schnellen Mahlzeit, taue ich die Sachen schnell auf und koche sie – und schon habe ich etwas Frisches und Gesundes auf dem Teller.

Ich möchte Ihnen jetzt einen kleinen Vorgeschmack geben, und wir werden zusammen in vier kleinen Arbeitseinheiten dafür sorgen, dass Sie Ihrer Familie in Rekordzeit gesunde, vollwertige Steinzeitkost servieren können.

Selbst vorbereitete Tiefkühlmahlzeiten sind bis zu einem halben Jahr haltbar, sofern Sie ganz professionell vorgehen und die Sachen vakuumieren und verschweißen. Aber auch ohne das wird alles, was Sie nach meiner Anleitung vorbereiten, bis zu vier Monate im Tiefkühlschrank halten, wenn Sie schlichte Tiefkühlbeutel mit festen Verschlüssen verwenden.

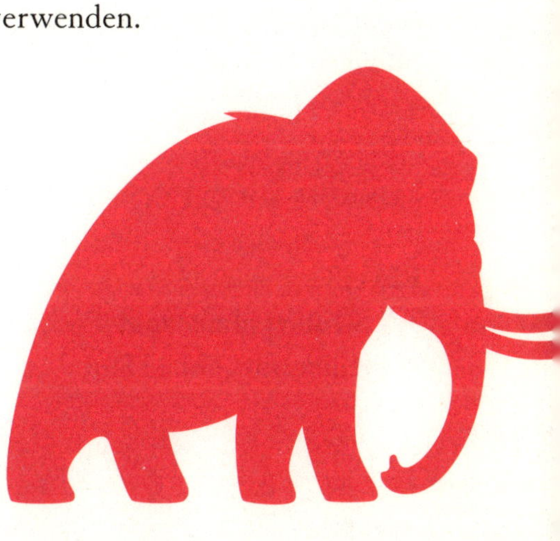

Zu allen Rezepten erkläre ich Ihnen die Vorbereitungen und führe Sie Schritt für Schritt durch die Zubereitung. Sie gehen einfach einkaufen und erfahren dann von mir, wie Sie die Mahlzeiten zusammenstellen und einfrieren.
Ich teile meine Mahlzeitenvorschläge nach dem verwendeten Haupt-Eiweißträger ein, dann können Sie bei Sonderangeboten ordentlich zuschlagen und zu mehreren Tiefkühlgerichten verarbeiten.

Mahlzeiten zum Einfrieren aus dem Meer

Die kursiv geschriebenen Zutaten sind für die vorgeschlagenen Beilagen vorgesehen, sie sind aber nicht zwingend notwendig. Die tatsächlichen Mengen können von den Angaben abweichen, etwa wenn Sie ein Gericht mehr als einmal zubereiten möchten.
Zu meinen Tiefkühlgerichten gibt es immer zwei Einkaufslisten, eine für die Vorbereitung und eine für die tatsächliche Zubereitung. Die gesamte Vorbereitung geschieht auf einmal, während Sie die Kochzutaten erst benötigen, wenn die Mahlzeit tatsächlich zubereitet wird.

EINKÄUFE FÜR DIE VORBEREITUNG

Eiweiß
- Lachsfilet ohne Haut
- Heilbuttfilet ohne Haut
- Kabeljaufilet
- Garnelen
- Eier

Würzmittel
- Olivenöl
- Kokosöl
- Pflaumenessig
- naturbelassener Honig

Obst und Gemüse
- Zwiebeln
- Knoblauchzehen
- Blumenkohl
- Karotten
- Petersilie
- Dill
- Zitronen
- *grüne Blattsalate*
- *Salatgarnierung*
- *Blumenkohl*
- *Grünkohl*
- *violette Kartoffeln*
- *Gemüse zum Rösten (Paprika, Süßkartoffeln, Kürbis, Pastinaken, Speiserüben usw.)*

Gewürze
- Salz
- schwarze Pfefferkörner
- Cayennepfeffer
- Chilipulver

Trockenware
- Mandelmehl aus geschälten Mandeln

Sonstiges
- Pergamentpapier
- Gefrierbeutel für 6 Liter

BEREITSTELLEN FÜR DIE VORBEREITUNG

Eiweiß
- Frisches Meeresgetier immer bis zur Verarbeitung im Kühlschrank aufbewahren.
- Die Kabeljaufilets in Streifen von 50–60 g schneiden.
- 2 Eier in eine Schale aufschlagen, die beiden übrigen ganz lassen.
- Alle benötigten Würzmittel und Gewürze bereitstellen.

Obst und Gemüse
- 2 Zwiebeln klein schneiden, drei Portionen daraus machen.
- 4 Knoblauchzehen fein hacken und zwei gleich große Portionen bereitstellen.
- 120 g Karotten reiben.
- ½ Bund Petersilie hacken.
- 1 Handvoll frischen Dill hacken.
- 2 EL Zitronensaft abmessen.

Trockenware
- 60 g Mandelmehl abmessen.

EINKÄUFE FÜRS KOCHEN

Für: Blumenkohl-Krabben-Suppe
- Hühnerfond oder aus eigenen Beständen (1 Liter)
- Sellerie
- Krabbenfleisch, gekocht
- frischer Thymian
- Pergamentpapier

Für: Kabayaki-Lachs
- Kokosöl

Für: Paleo-Fischstäbchen
- Ghee oder Kokosöl

Für: Gurken-Garnelen-Gazpacho
- Gurke
- Avocado
- rote Zwiebel
- Olivenöl
- Zitronen
- Apfelessig
- schwarze Pfefferkörner
- Gemüsefond oder aus eigenen Beständen (470 ml)
- frischer Koriander

Für: Gefilte Fisch
- Ghee oder Kokosöl
- Pergamentpapier

DIE ARBEITSANLEITUNGEN: VORBEREITEN, EINFRIEREN, KOCHEN

Bei den Tiefkühlgerichten wiederholen sich einige Arbeitsschritte. Beim ersten Gericht beschreibe ich ausführlich, wie Sie beim Einfrieren und Auftauen vorgehen sollten. Daran können Sie sich bei den anderen Tiefkühlgerichten orientieren.

BLUMENKOHL-KRABBEN-SUPPE

Ergibt 4 Portionen

1 großer Blumenkohl
2 EL Olivenöl
1 TL Salz
1 große Zwiebel, klein geschnitten
2 Knoblauchzehen, fein gehackt
1 TL schwarzer Pfeffer

Zutaten für die Zubereitung:

1 Liter Hühnerfond, am besten selbst gemacht
2 Stangen Sellerie, klein geschnitten
225 g Krabbenfleisch, gegart
1 EL frischer Thymian, gehackt
Backpapier

Einfrieren: Alle Zutaten in einen 6-Liter-Gefrierbeutel geben, die Luft ganz herausdrücken und den Beutel verschließen. Um Gefrierbrand vorzubeugen, den Beutel in einen zweiten geben, wieder die Luft herausdrücken und verschließen. Außen auf dem Beutel das Datum und den Namen des Gerichts vermerken, dann einfrieren.

Auftauen: Nehmen Sie Ihr Tiefkühlgericht am Vorabend der Zubereitung aus dem Gefrierschrank. Sollte es zur Zubereitung noch nicht ganz aufgetaut sein, entfernen Sie den Außenbeutel und legen den Inhalt im Ausguss in kaltes (nicht warmes oder heißes!) Wasser, um das Auftauen risikofrei zu beschleunigen.

Zubereitung: Backofen auf 200 Grad vorheizen. Die Blumenkohl-Mischung auf einem mit Backpapier belegten Backblech ausbreiten und 20 bis 25 Minuten backen, bis der Blumenkohl weich genug ist. Aus dem Ofen nehmen und etwa 10 Minuten abkühlen lassen, dann in der Küchenmaschine zu einer körnigen, reisähnlichen Konsistenz verarbeiten. Hühnerfond, Sellerie und Blumenkohl-»Reis« in einen großen Stieltopf geben und bei mittlerer Hitzezufuhr erwärmen. 20 Minuten köcheln lassen, dann Krabbenfleisch und Thymian hinzufügen. Noch einmal 5 Minuten köcheln, dann heiß servieren.

Beilagenvorschlag: Spinatsalat.

Ergibt 4 Portionen

4 Lachsfilets ohne Haut à 170–230 g
3 EL Pflaumenessig
90 g naturbelassener Honig
2 EL Kokosöl, zerlassen
2 Knoblauchzehen, fein gehackt
½ TL schwarzer Pfeffer

KABAYAKI-LACHS

Einfrieren: Lachsfilets in einen 6-Liter-Gefrierbeutel geben. Die weiteren Zutaten in einer Schüssel verrühren und über den Lachs gießen. Danach weiter verfahren, wie im ersten Rezept beschrieben, und nicht vergessen, den Namen des Gerichts auf dem Gefrierbeutel zu vermerken.

Auftauen: Nehmen Sie Ihr Tiefkühlgericht am Vorabend der Zubereitung aus dem Gefrierschrank. Um das Auftauen zu beschleunigen, legen Sie den Inhalt im Ausguss in kaltes (nicht warmes oder heißes!) Wasser.

Zubereitung: Sie brauchen 1 EL Kokosöl, den Sie bei mittlerer Hitze in einer Pfanne erwärmen. Lachs aus der Marinade nehmen und in die Pfanne legen; Marinade aufheben. Lachs von beiden Seiten je 2 Minuten braten, bis er die gewünschte Garstufe hat. Filets in eine Servierschale legen.
Die Marinade aus der Tüte in einen Stieltopf gießen und bei mittlerer Hitze erwärmen. Lassen Sie die Soße leicht Blasen werfen und ein wenig einkochen. Den Lachs damit beträufeln und servieren.

Beilagenvorschlag: Blumenkohl-»Reis« und gedämpftes Gemüse.

PALEO-FISCHSTÄBCHEN

Ergibt 4 Portionen

700 g Kabeljaufilet, in fingerbreite Streifen von 50 bis 60 g schneiden
2 Eier
60 g weißes Mandelmehl
1 TL Salz
½ TL schwarzer Pfeffer
1 Prise Cayennepfeffer

Einfrieren: Die Fischstreifen auf einer sauberen Arbeitsfläche auf Küchenkrepp legen und trocken tupfen. Die Eier in einer Schüssel verquirlen. In einer zweiten Schüssel die übrigen Zutaten verrühren.
Die Kabeljaustreifen nacheinander in die Eischüssel tauchen, Überschüsse abtropfen lassen, im Mandelmehl wälzen und in einen Tiefkühlbeutel geben, jeweils mit einem Streifen Pergamentpapier voneinander getrennt. Danach so verfahren, wie im ersten Rezept beschrieben. Außen auf der Tüte das Datum und den Namen des Gerichts vermerken und einfrieren.

Auftauen: Nehmen Sie Ihr Tiefkühlgericht am Vorabend der Zubereitung aus dem Gefrierschrank und legen den Inhalt im Ausguss in kaltes (nicht warmes oder heißes!) Wasser, um das Auftauen zu beschleunigen.

Zubereitung: 2 EL Ghee in einer Pfanne bei mittlerer Hitze erwärmen. Die aufgetauten Fischstreifen hineinlegen und von beiden Seiten je 2 bis 3 Minuten goldbraun backen und warm servieren.

Beilagenvorschlag: Püree aus violetten Kartoffeln und Grünkohlsalat.

Ergibt 4 Portionen

450 g Garnelen, geschält und entdarmt
1 EL Zwiebel, fein gehackt
1 EL Olivenöl
1 EL frisch gepresster Zitronensaft
¼ TL Salz
¼ TL Chilipulver

Weitere Zutaten für die Zubereitung:

4 Gurken, geschält, Kerngehäuse entfernt und klein geschnitten
2 Avocados, gewürfelt
½ kleine rote Zwiebel, gehackt
1 EL Olivenöl
2 EL frisch gepresster Zitronensaft
2 EL Apfelessig
½ TL Salz
¼ TL schwarzer Pfeffer
470 ml Gemüsefond, am besten selbst gemacht
2 EL Koriander, gehackt

GURKEN-GARNELEN-GAZPACHO

Einfrieren: Die Garnelen in einen Tiefkühlbeutel geben. Die übrigen Zutaten in einer Schüssel verrühren und über die Garnelen gießen. Danach so verfahren, wie im ersten Rezept beschrieben. Das Datum und den Namen des Gerichts außen auf dem Beutel vermerken, dann einfrieren.

Auftauen: Nehmen Sie Ihr Tiefkühlgericht am Vorabend der Zubereitung aus dem Gefrierschrank. Um das Auftauen zu beschleunigen, legen Sie den Inhalt im Ausguss in kaltes (nicht warmes oder heißes!) Wasser.

Zubereitung: Backofen auf 200 Grad vorheizen. Garnelen mit Marinade auf ein mit Backpapier ausgelegtes Backblech geben und 6 bis 8 Minuten backen, bis sie undurchsichtig geworden und rot sind. Aus dem Ofen nehmen.
Die Menge von 3½ zerkleinerten Gurken mit den übrigen Zutaten außer Koriander in die Küchenmaschine geben und gründlich pürieren. Das Ergebnis in eine große Servierschüssel mit Deckel umfüllen. Die abgekühlten Garnelen klein schneiden und mit den restlichen Gurkenstücken und dem Koriander in den Schüsselinhalt einrühren. Bedeckt in den Kühlschrank stellen oder einfach auf Zimmertemperatur abkühlen lassen und servieren.

Beilagenvorschlag: Spinatsalat.

GEFILTE FISCH

Ergibt 4 Portionen

450 g Heilbuttfilet ohne Haut
1 Lachsfilet (170–230 g) ohne Haut
2 EL Kokosöl, zerlassen
1 große Zwiebel, gehackt
2 Eier
1 TL Salz
1 TL schwarzer Pfeffer
1 EL naturbelassener Honig
1 EL frisch gepresster Zitronensaft
1 Handvoll frischer Dill, gehackt
120 g Karotten, klein geschnitten
½ Bund Petersilie, gehackt

Weitere Zutaten für die Zubereitung:

2 EL Ghee, zerlassen
Backpapier

Einfrieren: Die ersten fünf Zutaten in der Küchenmaschine zu einer glatten Masse verarbeiten. Die übrigen Zutaten hinzufügen und gut verquirlen. Das Ganze in einen 6-Liter-Gefrierbeutel umfüllen. Danach so verfahren, wie im ersten Rezept beschrieben. Außen auf der Tüte das Datum und den Namen des Gerichts vermerken und einfrieren.

Auftauen: Nehmen Sie Ihr Tiefkühlgericht am Vorabend der Zubereitung aus dem Gefrierschrank. Sollte es zur Zubereitung noch nicht aufgetaut sein, legen Sie den Inhalt im Ausguss in kaltes (nicht warmes oder heißes!) Wasser, um das Auftauen zu beschleunigen.

Zubereitung: Backofen auf 190 Grad vorheizen. Ein Backblech mit Backpapier auslegen. Die aufgetaute Fischmasse zu Kugeln von etwa 4 cm Durchmesser formen, auf das Backpapier legen, mit Ghee einpinseln und 15 bis 20 Minuten backen, bis sie gar sind. Warm servieren.

Beilagenvorschlag: Blumenkohl-Püree sowie geröstete Pastinaken und rote Perlzwiebeln.

Geflügel-Gerichte zum Einfrieren

Die kursiv geschriebenen Zutaten eignen sich für die vorgeschlagenen Beilagen, sie sind aber nicht zwingend notwendig. Die tatsächlichen Mengen können von den Angaben abweichen, etwa wenn Sie ein Gericht mehr als einmal zubereiten möchten.

EINKÄUFE FÜR DIE VORBEREITUNG

Eiweiß

- ganzes Hühnchen
- Hähnchenbrustfilets
- Fleisch von Hähnchenkeulen
- Eier

Würzmittel

- Olivenöl
- Kokosöl
- Balsamico-Essig
- Senf

Obst und Gemüse

- Knoblauchzehen
- Sommerkürbis
- Jalapeño-Paprika
- Ingwer
- Koriander
- Rosmarin
- Limetten
- grüne Äpfel
- *grüne Blattsalate*
- *Salatgarnierung*
- *Blumenkohl*
- *Grünkohl*
- *Süßkartoffeln*
- *Brokkoli*
- *Gemüse zum Rösten und Pfannenrühren (Paprika, Süßkartoffeln, Kürbis, Pastinaken, Speiserüben, Weißkohl, Bohnen, Pak Choi, Karotten usw.)*

Konserven

- Dosentomaten
- Tomatenmark
- ungesüßte Kokosmilch

Gewürze

- Salz
- schwarze Pfefferkörner
- Chilipulver
- Chiliflocken

Trockenware

- Kokosmehl
- ungesüßte Kokosraspeln

Milchprodukte

- Ghee

Sonstiges

- Backpapier
- Gefrierbeutel für 6 Liter

BEREITSTELLEN FÜR DIE VORBEREITUNG

Eiweiß

- 1 ganzes Hühnchen (1–1,5 kg) zerteilen und im Kühlschrank aufbewahren.
- 3 Hähnchenbrustfilets würfeln.
- 5 Hähnchenbrustfilets in 2,5 cm breite Streifen schneiden.
- 2 Eier in einer Schale verquirlen.
- Alle benötigten Würzmittel und Gewürze bereitstellen.

Obst und Gemüse

- 1 Knoblauchzehe fein hacken.
- 400 g Kürbis rösten und pürieren.
- 1 Jalapeño-Paprika entkernen und klein schneiden.
- 1 EL Ingwer fein hacken.
- 60 g Koriander hacken.
- 240 ml Limettensaft pressen.
- Grüne Äpfel in Scheiben schneiden.

Konserven

- 2 EL Tomatenmark abmessen.
- 240 ml Kokosmilch abmessen.

Trockenware

- 60 g Kokosmehl abmessen.
- 60 g Kokosraspeln abmessen.

Milchprodukte

- 2 EL Ghee abmessen.

EINKÄUFE FÜRS KOCHEN

Für: Paleo-Hähnchen mit Limette und Senf

- Kokosöl

Für: Glasiertes Kokos-Hähnchenfleisch

- Reisessig
- naturbelassener Honig
- Coconut Aminos oder Soja-Soße
- Chiliflocken

Für: Kürbis-Hähnchen-Chili

- Hühnerfond (am besten selbstgemacht)
- Kokosöl
- gelbe Paprika
- Zwiebeln
- frischer Koriander

Für: Rosmarin-Hühnchen mit gebackenen Apfelscheiben

- keine

Für: Paleo-Chicken-Fingers

- Ghee oder Kokosöl

Ergibt 4 Portionen

4 mittelgroße Hähnchenbrustfilets
240 ml frisch gepresster Limettensaft
1 Handvoll frischer Koriander, gehackt
2 EL Paleo-Senf
2 EL Olivenöl
1 EL Chilipulver
1 TL Salz
1 TL schwarzer Pfeffer

PALEO-HÄHNCHEN MIT LIMETTE UND SENF

Einfrieren: Das Fleisch in einen Gefrierbeutel geben. Die übrigen Zutaten gemeinsam in der Küchenmaschine zu einer annähernd glatten Masse verarbeiten und über das Fleisch gießen. Die Marinade in das Fleisch »einmassieren«, damit alles gut benetzt ist. Danach so vorgehen, wie im ersten Rezept beschrieben. Außen auf der Tüte das Datum und den Namen des Gerichts nicht vergessen, dann einfrieren.

Auftauen: Nehmen Sie Ihr Tiefkühlgericht am Vorabend der Zubereitung aus dem Gefrierschrank. Um das Auftauen zu beschleunigen, legen Sie den Inhalt im Ausguss in kaltes (nicht warmes oder heißes!) Wasser.

Zubereitung: Grill auf mittlerer Stufe vorheizen. Den Grillrost mit dem Kokosöl einpinseln. Hähnchenbrustfilets je 5 bis 7 Minuten von beiden Seiten grillen, bis sie gar sind. Vom Grill nehmen und vor dem Servieren mindestens 5 Minuten ruhen lassen.

Beilagenvorschlag: Blumenkohl-»Reis« und pfannengerührte grüne Bohnen.

GLASIERTES KOKOS-HÄHNCHENFLEISCH

Ergibt 4 Portionen

Fleisch von 6–8 Hähnchenkeulen
240 ml Kokosmilch
1 EL frischer Ingwer, fein gehackt
1 TL schwarzer Pfeffer
1 TL Chiliflocken

Weitere Zutaten für die Zubereitung:

180 ml Reisessig
180 g naturbelassener Honig
3 EL Coconut Aminos oder Soja-Soße
1 TL Chiliflocken

Einfrieren: Fleisch in einen Gefrierbeutel geben und die übrigen Zutaten hinzufügen. Die Marinade in das Fleisch »einmassieren«, damit alles gut benetzt ist. Danach so vorgehen, wie im ersten Rezept beschrieben. Außen auf der Tüte das Datum und den Namen des Gerichts verzeichnen, dann einfrieren.

Auftauen: Nehmen Sie Ihr Tiefkühlgericht am Vorabend der Zubereitung aus dem Gefrierschrank. Legen Sie den Inhalt im Ausguss in kaltes (nicht warmes oder heißes!) Wasser, um das Auftauen zu beschleunigen.

Zubereitung: Backofen auf 190 Grad vorheizen. Marinierte Filets auf einem mit Backpapier ausgelegten Backblech verteilen und von beiden Seiten je 10 bis 12 Minuten backen.
Inzwischen in einer Stielkasserolle Essig, Honig, Coconut Aminos und Chiliflocken verrühren. 8 bis 10 Minuten bei mittlerer Hitze etwas einkochen und eindicken lassen, dann für die letzten 5 Minuten der Backzeit das Fleisch damit bestreichen. Fleisch aus dem Backofen nehmen und vor dem Servieren mit dem Rest der Glasur bestreichen.

Beilagenvorschlag: geschmorter Grünkohl und gebackene Süßkartoffel.

Ergibt 4 Portionen

3 Hähnchenbrustfilets

120 g gerösteter Sommerkürbis

1 kleine Jalapeño-Paprika, entkernt und zerkleinert

400 g gewürfelte Dosentomaten

2 EL Tomatenmark

1 Knoblauchzehe, fein gehackt

1 EL Chilipulver

1 TL Salz

Weitere Zutaten für die Zubereitung:

240 ml Hühnerfond, am besten selbstgemacht

1 EL Kokosöl

1 gelbe Paprika, klein geschnitten

1 Zwiebel, gehackt

1 EL Koriander, gehackt

KÜRBIS-HÄHNCHEN-CHILI

Einfrieren: Alle Zutaten in einen Gefrierbeutel geben. Den Inhalt leicht »massieren«, bis alles gut vermischt ist. Danach so vorgehen, wie im ersten Rezept beschrieben. Außen auf der Tüte das Datum und den Namen des Gerichts nicht vergessen, dann einfrieren.

Auftauen: Nehmen Sie Ihr Tiefkühlgericht am Vorabend der Zubereitung aus dem Gefrierschrank. Legen Sie den Inhalt im Ausguss in kaltes (nicht warmes oder heißes!) Wasser, um das Auftauen zu beschleunigen.

Zubereitung: Inhalt des Tiefkühlbeutels in eine Kasserolle geben und bei mittlerer Hitzezufuhr erwärmen. Hühnerfond einrühren und aufkochen, dann herunterschalten und das Chili köcheln lassen. Inzwischen das Kokosöl bei mittlerer Hitze in einer Pfanne erwärmen und darin Paprika und Zwiebel andünsten; sie sollen noch knackig sein. Pfanneninhalt ins Chili einrühren und noch einmal 30 bis 35 Minuten köcheln lassen, bis das Fleisch gar ist. Mit dem Koriander bestreut servieren.

Beilagenvorschlag: Spinatsalat.

ROSMARIN-HÜHNCHEN MIT GEBACKENEN APFELSCHEIBEN

Ergibt 4 Portionen

- 1 ganzes Huhn (1 – 1,5kg), zerteilt
- 2 EL Kokosöl oder Ghee, zerlassen
- 3 EL Balsamico-Essig
- 1 EL Salz
- 1½ TL schwarzer Pfeffer
- 4 grüne Äpfel, in Scheiben geschnitten
- 4 Zweige frischer Rosmarin

Einfrieren: Zerteiltes Huhn in einen Tiefkühlbeutel geben. In einer Schüssel zerlassenes Ghee oder Kokosöl, Essig, Salz und Pfeffer verquirlen und zum Huhn in den Beutel gießen. Apfelscheiben und Rosmarin hinzufügen. Danach so vorgehen, wie im ersten Rezept beschrieben. Beschriftung mit Datum und Rezeptnamen nicht vergessen und einfrieren.

Auftauen: Nehmen Sie Ihr Tiefkühlgericht am Vorabend der Zubereitung aus dem Gefrierschrank. Den Inhalt im Ausguss in kaltes (nicht warmes oder heißes!) Wasser legen, um das Auftauen zu beschleunigen.

Zubereitung: Backofen auf 175 Grad vorheizen. Inhalt des Gefrierbeutels auf einem mit Backpapier ausgelegten Backblech ausbringen, die Rosmarinzweige sollen ganz unten liegen. Etwa 1 Stunde backen, bis die Stücke goldbraun und gar sind. Kleinere Stücke garen schneller und müssen möglicherweise früher aus dem Ofen genommen werden.

Beilagenvorschlag: Blumenkohl-Püree und gebackene Karotten mit roter Zwiebel und Thymian.

Ergibt 4 Portionen

2 Eier

2 EL Kokosmehl

½ TL Salz

¼ TL schwarzer Pfeffer

75 g ungesüßte Kokosraspeln

5 Hähnchenbrustfilets, in 2,5 cm breite Streifen geschnitten

PALEO-CHICKEN-FINGERS

Einfrieren: Die Eier in einer Schale verquirlen. In einer zweiten Schale Kokosmehl, Salz und Pfeffer mischen und in eine dritte Schale die Kokosraspeln geben. Die Hähnchenstreifen nacheinander zuerst ins Ei tauchen, dann in der Kokosmehl-Mischung wenden. Anschließend noch einmal ins Ei tauchen und zuletzt in den Kokosraspeln wenden. Die überzogenen Streifen, jeweils durch einen Streifen Pergamentpapier getrennt, in einen Gefrierbeutel geben. Danach so vorgehen, wie im ersten Rezept beschrieben. Außen auf der Tüte das Datum und den Namen des Gerichts nicht vergessen, dann einfrieren.

Auftauen: Nehmen Sie Ihr Tiefkühlgericht am Vorabend der Zubereitung aus dem Gefrierschrank. Den Inhalt im Ausguss in kaltes (nicht warmes oder heißes!) Wasser legen, um das Auftauen zu beschleunigen.

Zubereitung: 2 EL Ghee oder Kokosöl schmelzen. Backofen auf 200 Grad vorheizen. Die Hähnchenbruststreifen mit etwas Abstand auf einem mit Backpapier ausgelegten Blech verteilen und mit dem geschmolzenen Ghee oder Kokosöl beträufeln. 15 bis 25 Minuten backen. Die Chicken-Fingers sollen goldbraun und durchgegart sein. Guten Appetit!

Beilagenvorschlag: Spinatsalat und gedämpfter Brokkoli.

Rindfleisch-Gerichte zum Einfrieren

Die kursiv geschriebenen Zutaten sind für die vorgeschlagenen Beilagen vorgesehen, sie sind aber nicht zwingend notwendig. Die tatsächlichen Mengen können von den Angaben abweichen, etwa wenn Sie ein Gericht mehr als einmal zubereiten möchten.

EINKÄUFE FÜR DIE VORBEREITUNG

Eiweiß
- Kronfleisch vom Rind
- Bauchlappen- oder Flankensteak vom Rind

Würzmittel
- Kokosöl
- Kokoscreme
- Ghee
- Coconut Aminos oder Soja-Soße
- Thai-Fischsoße
- Hot-Chili-Soße
- sonnengetrocknete Tomaten in Olivenöl
- naturbelassener Honig

Obst und Gemüse
- Zwiebeln
- Knoblauch
- Ingwer
- Basilikum
- Thai-Basilikum
- Schnittlauch
- Limetten
- *Süßkartoffeln*
- *grüne Blattsalate*
- *Salatgarnierung*
- *Kartoffeln*
- *Rosenkohl*

Konserven
- Rinderfond
- gewürfelte Tomaten aus der Dose
- Tomatenmark

Gewürze
- Salz
- schwarze Pfefferkörner
- Cayennepfeffer
- Chiliflocken

Trockenware
- Pfeilwurzelmehl
- Walnusskernhälften

Sonstiges
- Gefrierbeutel für 6 Liter und 1 Liter

BEREITSTELLEN FÜR DIE VORBEREITUNG

Eiweiß
- Das Fleisch vom Bauchlappen in Streifen schneiden und im Kühlschrank lagern.

Obst und Gemüse
- 2 Zwiebeln klein schneiden.
- Knoblauchzehen nach den Mengenangaben der Rezepte fein hacken.
- 3 TL Ingwer reiben.
- 2 TL Basilikum hacken.

- 1 Bund Thai-Basilikum hacken.
- 2 EL Schnittlauch fein schneiden.
- 1 Limette auspressen.

Konserven
- 240 ml Rinderfond abmessen.
- 2 EL Tomatenmark abmessen und bereitstellen.

Trockenware
- 60 g Pfeilwurzelmehl abmessen.

EINKÄUFE FÜRS KOCHEN

Für: Rindfleisch-Wraps mit Thai-Basilikum
- Kokosöl
- rote Paprika
- Thai-Basilikum
- Kopfsalat

Für: Tomaten-Hackbällchen mit Pesto
- Kokosöl
- Pergamentpapier

Für: Ingwer-Rindfleisch mit Mango-Salsa
Kokosöl
- grüne Mango
- rote Zwiebeln
- Avocado
- Koriander
- Ingwer
- Knoblauchpulver
- Limetten

Für: Kürbis-Spaghetti bolognese
- Kokosöl
- Rinderhackfleisch
- Salz
- schwarze Pfefferkörner
- Spaghetti-Kürbis
- frisches Basilikum

Für: Mongolisches Rindfleisch
- Kokosöl
- Frühlingszwiebeln

RINDFLEISCH-WRAPS MIT THAI-BASILIKUM

Ergibt 4 Portionen

700 g Rinderhackfleisch
1 Zwiebel, gehackt
1 Bund Thai-Basilikum, gehackt
2 Knoblauchzehen, fein gehackt
2 EL Coconut Aminos oder Soja-Soße
1 TL Hot-Chili-Soße
Saft einer Limette

Weitere Zutaten für die Zubereitung:

2 EL Kokosöl
1 große rote Paprika, klein geschnitten
2 EL Thai-Basilikum, gehackt
12 Kopfsalatblätter

Einfrieren: In einer Schüssel Hackfleisch, Zwiebel und Thai-Basilikum vermengen. In einer Schale die übrigen Zutaten verrühren, über das Fleisch gießen und alles behutsam mischen. Alles zusammen in einen 6-Liter-Gefrierbeutel geben. Danach so vorgehen, wie im ersten Rezept beschrieben. Außen auf der Tüte das Datum und den Namen des Gerichts vermerken, dann einfrieren.

Auftauen: Nehmen Sie Ihr Tiefkühlgericht am Vorabend der Zubereitung aus dem Gefrierschrank. Sollte es zur Zubereitung noch nicht ganz aufgetaut sein, legen Sie den Inhalt im Ausguss in kaltes (nicht warmes oder heißes!) Wasser, um das Auftauen zu beschleunigen.

Zubereitung: Kokosöl in einer großen Pfanne bei mittlerer Hitzezufuhr erwärmen. Fleischmischung hineingeben und erhitzen. Fleisch wenden, bis es von allen Seiten angebraten ist. Paprika hinzufügen und so weit garen, dass die Stücke noch Biss haben. Pfanne vom Feuer nehmen und das Gericht mit Thai-Basilikum bestreuen, dann portionsweise in die Salatblätter geben und servieren.

Beilagenvorschlag: gebackene Süßkartoffel.

Ergibt 4 Portionen
Für die Fleischbällchen:
700 g Rinderhackfleisch
2 EL frische Schnittlauchröllchen
2 EL frisches Basilikum, gehackt
60 g getrocknete Tomaten in Olivenöl, zerkleinert
2 Knoblauchzehen, fein gehackt
1 TL Salz
1 TL schwarzer Pfeffer

Für das Pesto:
100 g Walnusskernhälften
120 ml Ghee, geschmolzen
2 Knoblauchzehen, fein gehackt
½ TL Salz
2 Bund frisches Basilikum
30 g getrocknete Tomaten
120 ml Kokoscreme

TOMATEN-HACKBÄLLCHEN MIT PESTO

Einfrieren: Alle Zutaten für die Fleischbällchen in einer Schüssel verkneten und die Masse zu Kugeln von etwa 4 cm Durchmesser formen. Die Bällchen in einen 6-Liter-Gefrierbeutel schichten, dabei zwischen die Lagen Pergamentpapier legen. Danach so vorgehen, wie im ersten Rezept beschrieben. Außen auf der Tüte das Datum und den Namen des Gerichts vermerken.
Die Zutaten für das Pesto in der Küchenmaschine zu einer glatten Paste verarbeiten und in einen 1-Liter-Tiefkühlbeutel geben und einfrieren.

Auftauen: Nehmen Sie Ihr Tiefkühlgericht am Vorabend der Zubereitung aus dem Gefrierschrank. Sie können den Inhalt im Ausguss in kaltes (nicht warmes oder heißes!) Wasser legen, um das Auftauen zu beschleunigen.

Zubereitung: 2 EL Kokosöl schmelzen. Backofen auf 190 Grad vorheizen. Fleischbällchen auf einem mit Backpapier ausgelegten Backblech mit Zwischenräumen verteilen und mit dem Kokosöl beträufeln. 15 bis 20 Minuten backen, bis die Klöße braun und durchgegart sind. Aus dem Ofen nehmen und mit Pesto bestrichen servieren.

Beilagenvorschlag: Spaghetti-Kürbis und Spinatsalat.

INGWER-RINDFLEISCH MIT MANGO-SALSA

Einfrieren: Steaks in Gefrierbeutel legen. In einer Schüssel die übrigen Zutaten verrühren und über die Steaks gießen. Die Marinade in das Fleisch »einmassieren«, damit alles gut benetzt ist. Außen auf der Tüte das Datum und den Namen des Gerichts vermerken, dann einfrieren.

Auftauen: Nehmen Sie Ihr Tiefkühlgericht am Vorabend der Zubereitung aus dem Gefrierschrank. Sie beschleunigen das Auftauen, indem Sie den Inhalt im Ausguss in kaltes (nicht warmes oder heißes!) Wasser legen.

Zubereitung: Grill auf mittlerer Stufe vorheizen. Grillrost mit Kokosöl einpinseln. Die marinierten Steaks auflegen und beiderseits je 2 bis 4 Minuten grillen, bis sie die gewünschte Garstufe erreicht haben. Vom Grill nehmen und mindestens 10 Minuten ruhen lassen.
Die übrigen Zutaten in einer Schüssel verrühren und als Salsa über die Steaks geben.

Beilagenvorschlag: gedünsteter Kürbis und Zucchini.

Ergibt 4 Portionen

900 g Kronfleisch-Steaks vom Rind
60 ml Coconut Aminos oder Soja-Soße
1 EL Thai-Fischsoße
1 TL geriebener Ingwer
¼ TL Cayennepfeffer
½ TL schwarzer Pfeffer

Weitere Zutaten für die Zubereitung:

2 EL Kokosöl, zerlassen
200 g grüne Mango, klein geschnitten
1 kleine rote Zwiebel, dünn geschnitten
1 Avocado, gewürfelt
1 Handvoll frischer Koriander
½ TL geriebener Ingwer
1 TL Knoblauchpulver
1 EL frischer Limettensaft

Ergibt 4 Portionen

2 EL Tomatenmark

400 g gewürfelte Tomaten aus der Dose

4 Knoblauchzehen, fein gehackt

1 Zwiebel, gehackt

2 TL Salz

1 TL schwarzer Pfeffer

Weitere Zutaten für die Zubereitung:

1 EL Kokosöl

450 g Rinderhackfleisch

1 TL Salz

½ TL schwarzer Pfeffer

1 großer Spaghetti-Kürbis, gebacken, Kerngehäuse entfernt und die »Spaghetti« herausgeschabt

2 EL frisches Basilikum, gehackt

KÜRBIS-SPAGHETTI BOLOGNESE

Einfrieren: Alle Zutaten in einer Schüssel verrühren und in einen Gefrierbeutel geben. Danach so vorgehen, wie im ersten Rezept beschrieben. Außen auf der Tüte das Datum und den Namen des Gerichts vermerken, dann einfrieren.

Auftauen: Nehmen Sie Ihr Tiefkühlgericht am Vorabend der Zubereitung aus dem Gefrierschrank. Legen Sie den Inhalt im Ausguss in kaltes (nicht warmes oder heißes!) Wasser, um das Auftauen zu beschleunigen.

Zubereitung: Inhalt des Tiefkühlbeutels bei mittlerer Hitze in einer Kasserolle erwärmen. Aufkochen, dann Hitze reduzieren und köcheln lassen. Inzwischen Kokosöl bei mittlerer Hitze in einer Pfanne erwärmen. Hackfleisch hineingeben und mit dem Kochlöffel zerteilen und rühren, bis alles angebraten ist. Salzen, pfeffern, dann den Inhalt der Kasserolle einrühren und 20 Minuten köcheln lassen. Die Soße auf die »Spaghetti«-Portionen verteilen und alles mit dem gehackten Basilikum bestreuen.

Beilagenvorschlag: Spinatsalat.

MONGOLISCHES RINDFLEISCH

Ergibt 4 Portionen

60 g Pfeilwurzelmehl
1 TL Salz
1 TL schwarzer Pfeffer
900 g Bauchlappen vom Rind, in Streifen geschnitten
2 EL Kokosöl, geschmolzen
2 EL Knoblauch, fein gehackt
2 TL frisch geriebener Ingwer
1 Prise Chiliflocken
120 ml Coconut Aminos oder Soja-Soße
240 ml Rinderbrühe, am besten selbstgemacht
180 g naturbelassener Honig, flüssig

Weitere Zutaten für die Zubereitung:

6 EL Kokosöl
3 Frühlingszwiebeln, klein geschnitten

Einfrieren: Pfeilwurzelmehl, ½ TL Salz und ½ TL Pfeffer in einer Schale mischen, die Fleischstreifen darin wälzen, Überschüsse abschütteln und in einen Gefrierbeutel legen. Die weiteren Zutaten einschließlich des Rests Salz und Pfeffer in einer Schüssel verrühren und in einen 1-Liter-Tiefkühlbeutel gießen. Nicht vergessen, das Datum und den Namen des Gerichts zu vermerken, dann einfrieren.

Auftauen: Nehmen Sie Ihr Tiefkühlgericht am Vorabend der Zubereitung aus dem Gefrierschrank. Den Inhalt im Ausguss in kaltes (nicht warmes oder heißes!) Wasser legen, um das Auftauen zu beschleunigen.

Zubereitung: Inhalt des kleinen Beutels in eine Kasserolle geben und bei mäßiger Hitze erwärmen. Leicht aufkochen und 10 bis 15 Minuten köcheln lassen, bis der Inhalt ein wenig reduziert und eingedickt ist.
Kokosöl in der Pfanne bei mittlerer Hitzezufuhr erwärmen. Die Fleischstreifen hineingeben und beiderseits je 2 bis 3 Minuten garen, bis sie die gewünschte Garstufe erreicht haben. Fleisch verteilen, mit der Soße übergießen und mit den Frühlingszwiebeln anrichten.

Beilagenvorschlag: ein großer gemischter Blattsalat mit allem, was Ihnen zur Garnierung einfällt.

Schweinefleisch-Gerichte zum Einfrieren

Die kursiv geschriebenen Zutaten sind für die vorgeschlagenen Beilagen vorgesehen, sie sind also nicht zwingend notwendig. Die tatsächlichen Mengen können von den Angaben abweichen, etwa wenn Sie ein Gericht mehr als einmal zubereiten möchten.

EINKÄUFE FÜR DIE VORBEREITUNG

Eiweiß
- Frühstücksspeck
- Schweinefilet
- entbeinte Stielkoteletts à 170 g
- entbeinte Schweineschulter
- geräucherte Schweinehachse
- Schweinehackfleisch
- Ei

Würzmittel
- Ghee
- Kokosöl
- Thai-Fischsoße
- Coconut Aminos oder Soja-Soße

Obst und Gemüse
- kleine Champignons
- Portobello-Pilze
- Zwiebeln
- Knoblauchzehen
- rote Paprika
- rote Chilischote
- Spinat
- Karotten
- Sellerie
- Kopfsalat
- Zitronen
- grüner Apfel
- *grüne Bohnen*
- *Blumenkohl*
- *Brokkoli*
- *violette Kartoffeln*
- *Süßkartoffeln*

Konserven
- Rinderbrühe
- Hühnerbrühe
- Kokosmilch

Kräuter und Gewürze
- Salz
- schwarzer Pfeffer
- Lorbeerblätter
- frischer Rosmarin
- frischer Thymian
- frische Petersilie
- frischer Koriander
- frischer Ingwer
- gemahlener Kreuzkümmel
- Pfeilwurzelmehl
- Currypulver
- Zimtpulver

Trockenware
- getrocknete Shiitake-Pilze
- Kokosmehl

Tiefgekühltes
- gehackter Spinat

Sonstiges
- Küchengarn
- Backpapier

BEREITSTELLEN FÜR DIE VORBEREITUNG

Eiweiß
- 2 Scheiben Bacon klein schneiden.
- Schweinefilet mittels Schmetterlingsschnitt in »Buchform« bringen und klopfen.
- 4 entbeinte Stielkoteletts in Streifen schneiden.
- Schweineschulter in Würfel schneiden.
- 4 entbeinte Koteletts in Stücke schneiden.

Obst und Gemüse
- 20 g Champignons in Scheiben schneiden.
- Getrocknete Shiitake-Pilze einweichen und klein schneiden.
- 2 Portobello-Pilze in Scheiben schneiden.
- 3 rote Paprika in Streifen schneiden.
- 2 Zwiebeln in dünne Stücke schneiden.
- 40 g Sellerie klein schneiden.
- 1 Handvoll Koriander hacken.
- 1 grünen Apfel schälen, entkernen und klein schneiden.
- 3 EL frischen Ingwer reiben.
- 120 g Karotten klein schneiden.
- 1 EL rote Chilischote hacken.
- 100 g tiefgekühlten gehackten Spinat auftauen und Flüssigkeit abgießen.
- 5 Knoblauchzehen fein hacken.
- 60 g frischen Spinat hacken.
- 1 EL frischen Rosmarin hacken.
- 1 EL frischen Thymian hacken.

Konserven
- 120 ml Hühnerbrühe abmessen.
- 3 EL Kokosmilch abmessen.

Trockenware
- 2 EL Kokosmehl abmessen.
- 1 TL Pfeilwurzelmehl abmessen.

EINKÄUFE FÜRS KOCHEN

Für: Gefülltes Schweinefilet
- Ghee
- Zitronen
- Petersilie
- Salz
- Pfeffer

Für: Thai-Gemüsepfanne mit Schweinefleisch
- Ghee

Für: Brasilianischer Schweinefleisch-Eintopf
- Ghee
- geräucherte Schweinehachse
- Lorbeerblätter
- Rinderfond (600 ml)
- Koriander

Für: Grüne Mini-Hamburger
- Kokosöl
- kleine Kopfsalatblätter

Für: Curry mit Schwein und Apfel
- Kokosöl
- Kokosmilch
- Koriander

Ergibt 4 Portionen

2 Scheiben Bacon (Frühstücksspeck), geschnitten
20 g Champignons, in Scheiben geschnitten
1 Zwiebel, gehackt
2 Knoblauchzehen, fein gehackt
60 g frischer Spinat, klein geschnitten
1 EL frischer Rosmarin, gehackt
1 EL frischer Thymian, gehackt
½ TL Salz
½ TL schwarzer Pfeffer
700 g Schweinefilet (Lende)
Küchengarn

Weitere Zutaten und Utensilien für die Zubereitung:

2 EL Ghee, zerlassen
1 TL abgeriebene Zitronenschale
1 EL frische Petersilie, gehackt
¼ TL Salz
1 Prise schwarzer Pfeffer
Backpapier

GEFÜLLTES SCHWEINEFILET

Einfrieren: Bacon in der Pfanne knusprig anbraten, aus der Pfanne nehmen und beiseitelegen. Pilze, Zwiebel und Knoblauch in das in der Pfanne verbliebene Fett geben und garen, bis die Zwiebeln anfangen, braun zu werden. Spinat hinzufügen und zusammenfallen lassen. Pfanne vom Herd nehmen, zerkleinerten Frühstücksspeck, Rosmarin, Thymian, Salz und Pfeffer hinzufügen.
Diese Mischung auf dem mit Schmetterlingsschnitt vorbereiteten und geklopften Filet verstreichen und das Fleisch mit der Füllung einrollen (der Querschnitt soll schneckenartig aussehen). Die Rolle mittels Küchengarn fixieren und in einen 6-Liter-Gefrierbeutel geben. Dann so vorgehen, wie im ersten Rezept beschrieben. Das Datum und den Namen des Gerichts vermerken, dann einfrieren.

Auftauen: Wenn es schnell gehen soll mit der Zubereitung des Essens, nehmen Sie das Tiefkühlgericht am Abend vorher aus der Gefriertruhe und legen den Inhalt im Ausguss in kaltes (nicht warmes oder heißes!) Wasser.

Zubereitung: Backofen auf 190 Grad vorheizen. Die gefüllte Lendenrolle auf ein mit Backpapier ausgelegtes Backblech legen und 45 Minuten backen. Aus dem Backofen nehmen und vor dem Aufschneiden mindestens 10 Minuten ruhen lassen.
In einer Schüssel die übrigen Zutaten verrühren, die Scheiben der aufgeschnittenen Filetrolle damit begießen und servieren.

Beilagenvorschlag: grüne Bohnen mit Chiliflocken und Knoblauch, als Ofengemüse zubereitet.

THAI-GEMÜSEPFANNE MIT SCHWEINEFLEISCH

Ergibt 4 Portionen

2 rote Paprika, in Streifen geschnitten

2 EL Thai-Fischsoße

1 große Zwiebel, in Scheiben geschnitten

700 g entbeinte Koteletts, in Streifen geschnitten

3 EL geriebener frischer Ingwer

120 g kleingeschnittene Karotten

1 EL kleingeschnittene rote Chilischote

Einfrieren: Alle Zutaten in einen 6-Liter-Gefrierbeutel geben. Leicht schütteln, damit sich die Zutaten gut mischen. Danach so vorgehen, wie im ersten Rezept beschrieben. Außen auf der Tüte das Datum und den Namen des Gerichts vermerken, dann einfrieren.

Auftauen: Nehmen Sie Ihr Tiefkühlgericht am Vorabend aus dem Gefrierschrank. Wenn es später noch nicht ganz aufgetaut ist, legen Sie den Inhalt im Ausguss in kaltes (nicht warmes oder heißes!) Wasser, um das Auftauen zu beschleunigen.

Zubereitung: 2 EL Ghee in einer Pfanne bei mittlerer Hitze erwärmen. Den Inhalt des Tiefkühlbeutels hinzufügen und rühren. Garen lassen, bis das Fleisch durch und das Gemüse weich ist, aber noch Biss hat. Vom Herd nehmen und servieren.

Beilagenvorschlag: Blumenkohl-»Reis« und gedämpfter Spargel.

Ergibt 4 Portionen

1 Zwiebel, gehackt
2 Knoblauchzehen, fein gehackt
3 Scheiben Frühstücksspeck, ausgebacken und klein geschnitten
700 g entbeinte Schweineschulter, in Würfel geschnitten
1 TL gemahlener Kreuzkümmel
2 Portobello-Pilze, in Scheiben geschnitten
2 TL Salz
1 TL schwarzer Pfeffer

Weitere Zutaten für die Zubereitung:

600 ml Rinderbrühe, am besten selbstgemacht
2 EL Ghee
1 geräucherte Schweinehachse
2 Lorbeerblätter
1 handvoll Koriander, gehackt

BRASILIANISCHER SCHWEINEFLEISCH-EINTOPF

Einfrieren: Alle Zutaten in einen Gefrierbeutel geben. Leicht schütteln, um alles gut zu vermischen. Danach so vorgehen, wie im ersten Rezept beschrieben. Das Datum und den Namen des Gerichts auf dem Beutel vermerken, dann einfrieren.

Auftauen: Wenn Ihr Tiefkühlgericht schnell auftauen soll, legen Sie es am Vorabend im Ausguss in kaltes (nicht warmes oder heißes!) Wasser.

Zubereitung: Ghee in einer Kasserolle mit gut schließendem Deckel bei mittlerer Hitze schmelzen, Inhalt des Gefrierbeutels hinzufügen und unter Rühren erhitzen, bis das Fleisch gar und das Gemüse noch bissfest ist. Brühe angießen, Hachse und Lorbeerblätter hinzufügen. Das Ganze aufkochen, dann zurückschalten und zugedeckt 1½ bis 2 Stunden köcheln lassen, dabei gelegentlich rühren und bei Bedarf Flüssigkeit nachgießen. Hachse und Lorbeerblätter herausnehmen. Fleisch von der Hachse lösen und in die Suppe geben. Mit dem gehackten Koriander bestreut servieren.

Beilagenvorschlag: gedünsteter Brokkoli und Blumenkohl mit Kreuzkümmel und Chiliflocken.

GRÜNE MINI-HAMBURGER

Einfrieren: Alle Zutaten in einer großen Schüssel verkneten und 8 kleine Bratlinge aus der Masse formen. Die Bratlinge nebeneinander flach in einen Gefrierbeutel legen. Falls mehr als eine Schicht entsteht, Pergamentpapier dazwischenlegen. Danach so vorgehen, wie im ersten Rezept beschrieben. Außen auf der Tüte das Datum und den Namen des Gerichts vermerken, dann einfrieren.

Auftauen: Wenn das Auftauen schnell gehen soll, legen Sie am Vorabend den Inhalt im Ausguss in kaltes (nicht warmes oder heißes!) Wasser.

Zubereitung: Grill auf mittlerer Stufe vorheizen. Grillrost mit Kokosöl einpinseln. Die Mini-Hacksteaks auf beiden Seiten je 2 bis 4 Minuten garen, bis sie durch sind. Je 1 zwischen 2 Salatblätter legen und mit den Lieblingssoßen der Familie servieren.

Beilagenvorschlag: Leannes schneller Knoblauch-Spinat. Olivenöl bei mittlerer Hitze in der Pfanne erwärmen. Frisch gehackten Knoblauch darin andünsten, frischen Spinat dazugeben und kurz garen, bis er ganz zusammengefallen ist. Mit Salz und Pfeffer abschmecken.

Ergibt 4 Portionen

100 g gehackter Tiefkühlspinat, aufgetaut und abgegossen
1 EL Kokosöl
½ Zwiebel, gehackt
3 getrocknete Shiitake-Pilze, eingeweicht und klein geschnitten
3 EL Kokosmilch
40 g Sellerie, klein geschnitten
1 Handvoll Koriander, gehackt
450 g Schweinehackfleisch
1 verquirltes Ei
2 EL Kokosmehl
½ EL Thai-Fischsoße
½ EL Coconut Aminos oder Soja-Soße
½ TL Salz
1 TL schwarzer Pfeffer

Weitere Zutaten für die Zubereitung:

2 EL Kokosöl, zerlassen
16 kleine Kopfsalatblätter

CURRY MIT SCHWEIN UND APFEL

Ergibt 4 Portionen

- 2 EL Ghee
- 4 entbeinte Schweinekoteletts à 170 g, in Rechtecke von 2–3cm geschnitten
- 1 kleine Zwiebel, dünn geschnitten
- 1 Knoblauchzehe, fein gehackt
- 1 Apfel, geschält, Kerngehäuse entfernt und klein geschnitten
- 1 kleine rote Paprika, in Streifen geschnitten
- 120 ml Hühnerfond, am besten selbstgemacht
- 1 TL Pfeilwurzelmehl
- 1 TL Currypulver
- ½ TL gemahlener Kreuzkümmel
- ½ TL Zimtpulver
- 2 TL Salz
- 1 TL schwarzer Pfeffer

Weitere Zutaten für die Zubereitung:

- 2 EL Kokosöl
- 360 ml Kokosmilch
- 1 Handvoll Koriander, gehackt

Einfrieren: Alle Zutaten in einer Schüssel vermengen, bis das Fleisch gleichmäßig bedeckt ist, dann in einen 6-Liter-Gefrierbeutel umfüllen. Danach so vorgehen, wie im ersten Rezept beschrieben. Außen auf den Beutel das Datum und den Namen des Gerichts verzeichnen, dann einfrieren.

Auftauen: Legen Sie Ihr Tiefkühlgericht am Vorabend der Zubereitung aus dem Gefrierschrank in den Kühlschrank. Wenn es noch nicht ganz aufgetaut ist, legen Sie den Inhalt im Ausguss in kaltes (nicht warmes oder heißes!) Wasser.

Zubereitung: Kokosöl in einer Pfanne bei mittlerer Hitze schmelzen. Das überzogene Schweinefleisch hineingeben und erhitzen, bis es durch ist. Kokosmilch hinzufügen, aufkochen und bei schwacher Hitze ein wenig eindicken lassen. Zum Servieren mit dem gehackten Koriander bestreuen.

Ihr Repertoire ist nun um zwanzig Gerichte erweitert, auf die Sie zurückgreifen können, damit etwas auf den Tisch kommt.

Bezugs- und Informationsquellen

Im Internet gibt es viele Paleo-Informationsquellen. Ein guter Ausgangspunkt für alle Themen dieses Buchs ist die deutschsprachige Website www.paleowiki.de. Hier finden Sie sowohl Grundinformationen zur Paleo-Lebens- und Ernährungsform als auch Links zu Bezugsquellen, Literatur, Gesundheitsthemen, Sport und vielen anderen Paleo-Themen.

Produkte: Manche der in diesem Buch genannten Zutaten sind nicht ganz mühelos zu beschaffen, zum Beispiel Coconut Aminos.
Wegen der vielfach geäußerten Bedenken gegenüber Soja-Produkten, insbesondere wenn gentechnisch veränderte Rohware im Spiel ist, meide ich Soja-Soße und rate auch Ihnen dazu. Zum Glück gibt es eine wunderbare Alternative, eben besagte Coconut Aminos, die aus Meersalz und dem Saft von Kokospalmen hergestellt werden. Diese Soße sieht aus wie die vertraute Soja-Soße und schmeckt auch ganz ähnlich, außerdem ist sie reich an Mineralien und Vitaminen. Sie finden sie online zum Beispiel bei www.raw-living.de, www.rohkoestlich.com oder www.kleine-steinzeit.de.
Pflanzliche Proteine, wie sie in meinen Smoothie-Rezepten vorkommen, finden Sie über Links, die von der Paleowiki bereitgestellt werden; in Österreich beispielsweise bei veganpower.at.
Kelp-Nudeln gibt es zum Beispiel bei www.raw-living.de oder www.alles-vegetarisch.de.

Natasha Campbell-McBride, die im ersten Kapitel erwähnte Autorin des Buchs *Gut and Psychology Syndrome*, glaubt, dass Lernstörungen etwas mit unserer Ernährung und mit der Verfassung unseres Verdauungssystems zu tun haben. In ihrem Buch geht es um Ernährung als natürliche Behandlung für Aufmerksamkeitsstörungen, Autismus, Depressionen, Legasthenie, motorische Störungen (Dyspraxie) und Schizophrenie. Informieren können Sie sich auf www.gutandpsychologysyndrome.com.

Terry Wahls. Wie ich am Beginn dieses Buchs erzählt habe, verdanke ich Terry Wahls ein radikales Umdenken in puncto Ernährung. Diese wahrhaft inspirierende Frau setzte in ihrem Leben die Prinzipien der Paleo-Ernährung um und überwand damit ihre multiple Sklerose. Mehr darüber finden Sie unter www.terrywahls.com.
Nutzen Sie die genannten Webadressen als Ausgangspunkte für alle Arten von Informationen zur Thematik dieses Buchs.

Forschung

Cordain, Loren: The Paleo Answer: 7 Days to Lose Weight, Feel Great, Stay Young. Hoboken, NJ: John Wiley & Sons, 2012.
Konner, Melvin: »Eat Like a Hunter-Gatherer«, auf der Website des Autors, www.melvinkonner.
Lindeberg, Staffan: »Our Research.« www.staffanlindeberg.com
Taubes, Gary: Why We Get Fat and What to Do about It, New York: Alfred A. Knopf, 2010.

Dank

Vielen ist hier zu danken, und da ich unweigerlich den einen oder anderen vergessen werde, füge ich gleich eine Entschuldigung an.
Zuallererst danke ich meiner großartigen Mannschaft: Daniel, Sally, Angela, Cara und dem ganzen Speiseplan-Team.
Ein Dankeschön natürlich auch an dich, Jaime. Deine Begabung fürs Schreiben und Redigieren hält alles in Gang.
Danke, Jenae, dass du als meine Assistentin immer alles so wunderbar im Griff hast.
Ein besonderer Dank gebührt meinem Coach Cameron Harold, der mir alles abverlangt, damit ich in Topform bleibe.
Dank an meine Freunde und meine Familie, die meine hektische Umtriebigkeit wieder mal für die gesamte Dauer eines Buchprojekts ertragen haben.
Ein Dank schließlich an meine Kinder Caroline und Peter und an meinen neuen Schwiegersohn Samuel. Ihr seid mir alle Tage Inspiration, ich liebe euch wirklich von ganzem Herzen.

Über die Autorin

Leanne Ely ist Ernährungswissenschaftlerin, Bestseller-Autorin und Gründerin von SavingDinner.com. Ihre Kolumne »The Dinner Diva« erscheint in über 250 Zeitschriften in Nordamerika. Aufgrund ihrer Diagnose mit der Autoimmunkrankheit Hashimoto beschäftigte sie sich zunehmend mit der Paleo-Ernährung und ernährt sich bereits seit Jahren selbst als Paleoista. Sie lebt in Charlotte, North Carolina.